许尤佳教授说
儿童经典食疗方

许尤佳 著

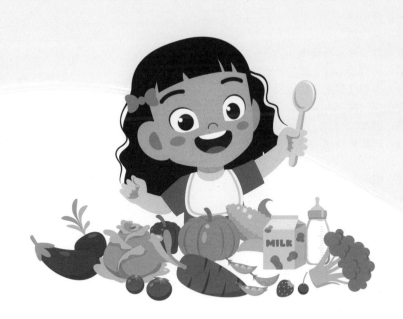

SPM
南方传媒

广东科技出版社
全国优秀出版社

· 广 州 ·

图书在版编目（ＣＩＰ）数据

许尤佳教授说儿童经典食疗方 / 许尤佳著 . — 广州：
广东科技出版社 , 2022.11
ISBN 978-7-5359-7950-6

Ⅰ.①许… Ⅱ.①许… Ⅲ.①小儿疾病—食物疗法
Ⅳ.① R247.1

中国版本图书馆 CIP 数据核字 (2022) 第 179175 号

许尤佳教授说儿童经典食疗方
Xu Youjia Jiaoshou Shuo Ertong Jingdian Shiliao Fang

出 版 人：严奉强
策划编辑：高　玲
责任编辑：高　玲　杜怡枫
特约编辑：林丹曼　陈　喆
装帧设计：深圳市弘艺文化运营有限公司
责任校对：李云柯
责任印制：彭海波
出版发行：广东科技出版社
　　　　　（广州市环市东路水荫路 11 号　邮政编码：510075）
销售热线：020-37607413
http：//www.gdstp.com.cn
E-mail：gdkjbw@nfcb.com.cn
经　销：广东新华发行集团股份有限公司
印　刷：广州市东盛彩印有限公司
　　　　　（广州市增城区新塘太平洋工业区十路 2 号 邮政编码：510700）
规　格：787 mm×1 092 mm　1/16　印张 12　字数 210 千
版　次：2022 年 11 月第 1 版
　　　　2022 年 11 月第 1 次印刷
定　价：69.80 元

目录

第三章

气虚 + 积食体质，气虚夹滞质常用食疗方

第四章

气虚 + 湿气重体质，气虚痰湿质常用食疗方

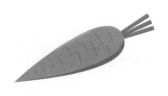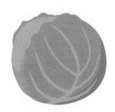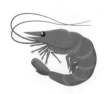

CONTENTS

第五章
气虚＋湿毒郁热体质，气虚湿热质常用食疗方

第六章
气虚虚寒的加重，气虚阳虚质常用食疗方

第七章
阴虚火旺的体质，气虚阴虚常用食疗方

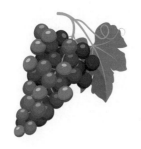
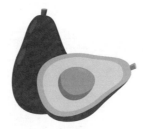
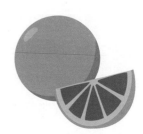

CONTENTS

第八章
气机淤堵严重的体质，气虚气郁质常用食疗方

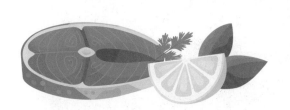

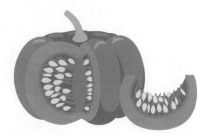

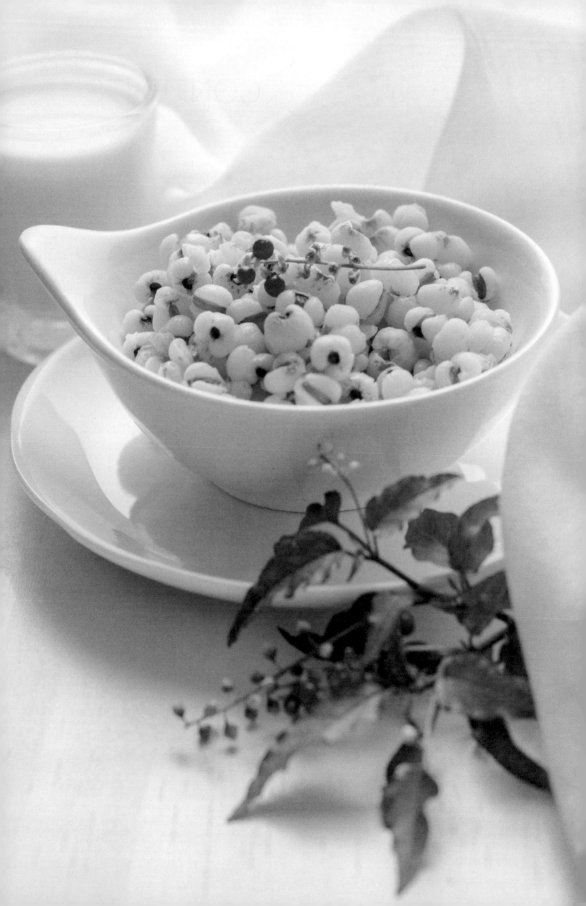

第一章

为什么要按体质
给孩子用食疗方?

接触中医育儿的家长，或多或少都会了解孩子的体质情况。中医讲究辨证论治，调理孩子体质之前，务必要掌握一些辨识孩子体质、身体状况的基本方法。别紧张，这些学起来其实并不难。

第❶节 什么是体质？

首先，家长们需要了解中医所讲的体质是什么。举个例子，长居岭南地区的人，总会说自己很"湿热"，这个湿热，其实就是自身体质的一种表现。

> 中医认为，所谓体质，是指由先天遗传和后天获得所形成的，人类个体在形态结构和功能活动方面所固有的、相对稳定的特性。如果你还是不太了解，可以简单地把体质看作身体素质，或人体健康状况和对外界的适应能力。

成年人的体质受先天禀赋、后天生活、饮食习惯、所处生活环境、疾病及用药等多方面影响，虽然相对稳定，但也比较复杂，所以我们成年人想要准确辨识自己的体质，并不那么容易，有时还得请教专业的医生。

但孩子就不一样了。孩子天生体质单纯，但不成熟，相较于家长而言更好辨识，有一定中医保健基础的家长通过简单的观舌象等方法，也能把孩子的体质把握得八九不离十。如此，再根据孩子的体质选择合适的调补、保健方法，就能使养娃事半功倍。

可以说，家长学会辨识自己孩子的体质，也就掌握了孩子健康成长的密码，根据孩子的体质对证使用适合的食疗方，既安全又有效，能起到"治未病"和平时调理后的效果。

因此，我鼓励家长多学习中医知识，了解孩子的体质，这样在养娃路上就能更有底气。

第❷节

孩子的体质分为哪几种？如何辨识自己孩子的体质？

儿童的生长发育有鲜明而独特的特点，总体而言可以概括为"不成熟"——在我几十年的儿科临床实践中，我总结出来的特点叫作"儿为虚寒"，这也是我对儿童体质的一个独到理论。

"儿为虚寒"是什么意思呢？简言之，孩子一出生就是虚寒之体。

有的家长会说："不对呀，古代中医儿科医师都说孩子是'纯阳之体'，怎么会虚寒呢？"

"纯阳"是指孩子生机蓬勃、发育迅速的生理特点，但孩子这阳气其实就像蜡烛初燃时那样幼稚不足，稍有不慎、呵护不周，就容易把这颗小火苗吹灭，而孩子体内的阴气相对阳气而言是稳定的，所以呈现出虚寒的特点。因此，"虚寒之体"与"纯阳之体"的理论并不矛盾。

在我的观点中，几乎没有孩子一生下来就是平和质的，绝大多数孩子先天就是虚寒的体质，即气虚质。然后，随着孩子的出生、成长、发育，由于后天喂养习惯、养育环境、生病用药等多方面的影响，孩子的体质可能慢慢从气虚质发展成其他的体质，这些体质有"叠加"，有"升级"，可能处在前一种体质时没有好好呵护和调理，就演变成后一种甚至后几种"更复杂""更偏颇"的体质。

儿童的体质，在我看来大体分为这9种：气虚质、气虚夹滞质、气虚痰湿质、气虚湿热质、阳气虚质、气阴两虚质、气虚夹气郁质、气虚夹特禀质及气虚夹血瘀质，最后两种体质相对少见。

家长要想学会准确辨识自己的孩子属于哪一种体质，进而对证调养，就需要学习观察和掌握这些不同体质所表现出来的不同特征，以对号入座。

第❸节

孩子体质差，通常有哪些表现？

我常说脾胃乃后天之本，体质虚寒、脾胃虚寒的孩子，消化能力通常都比较差，无法获取充足的能量，因而容易生病、使体质变差。儿科临床中，通常说的孩子体质差，主要表现都是脾胃虚寒。

脾胃虚寒有哪些外在的表现呢？

脾胃主运化升清，孩子吃进肚中的食物，通过脾胃的运化变为精微营养，再上输于心肺、头目，通过心肺的作用化生气血以营养全身。

孩子要是脸色蜡黄或青白无血色、不红润，多为脾虚的表现，说明脾胃运化营养的工作没做到位。

孩子要是怎么吃都不胖，多半也是脾胃消化功能存在问题。

舌苔厚是脾胃虚寒的一大重要表现。身体健康的孩子，舌面有干湿适中的薄白苔，舌质粉红，胖瘦适中。而当舌苔由薄转厚，颜色由淡白转白厚甚至黄厚时，表明孩子积滞加重，脾虚导致了水湿代谢障碍。因此，观察孩子的舌象，能很好地判断孩子的身体状况。

此外，还有口气异味重、大便性状不正常、大便时长不规律、鼻梁青筋严重、肌肉不结实、睡眠不安稳、动不动就感冒等症状，都说明孩子的体质不太好，有这样或那样的问题，也可以通过食疗来保健和调理。

有的家长平时养育孩子的时候，哪怕没接触过中医育儿，也会通过这样或那样的小问题，觉得孩子比较虚，需要补。这些家长对孩子的"第六感"，实际上是有中医理论支撑的。家长们也要学会在日常生活中"明察秋毫"，及时发现孩子身上的小问题，在小问题变大前，及时学会干预，这就是中医理论之"治未病"。

第❹节

10秒判消化，从小呵护孩子脾胃

对于非医学专业的家长而言，要想判断孩子消化好不好、脾胃好不好、体质好不好，一个最简单的办法，就是灵活运用我的"许氏10秒消化判断法"，即每天早餐或漱完口后10秒钟检查孩子的舌苔、口气、大便、睡眠4个指标是否正常，以此判断孩子的消化状态和健康情况。那么，孩子的舌苔、口气、大便、睡眠，究竟何为正常，何为不正常呢?

观舌苔

正常、健康的舌苔，应为薄白苔、淡红舌、正常舌体。消化问题，最先反映在舌苔上。即使是素来消化不错、偶尔吃撑的胃积、宿积，舌苔也会增厚。如果家长天天观察，很容易看到区别。若有积热、湿气，舌苔则会发黄、发腻。

注意：如果刚吃了紫薯、牛奶、火龙果等会影响舌苔颜色的食物，建议先漱口再观舌。

闻口气

如果积食较久、食物长时间淤积在中焦脾土酸腐发酵，除了会产生酸臭的口气，孩子还会有嗳气的表现。

观大便

早餐后10秒观察孩子大便情况，不是要求孩子必须养成早餐后半小时内大便的习惯，而是要让家长利用检查孩子消化的这段时间，回想孩子近2天大便的情况。具体可以是孩子自己跟自己做比较、今天的大便跟平时没病时的大便做比较，是好的就说明目前孩子的消化是正常的，白天的饮食方法合理，有某方面明显不好的，就说明孩子吃多了，若目前消化不好，应及时调整饮食内涵，并积极消食导滞，同时控制好孩子的饮食和情志。观察孩子的大便是要观察大便的时间、次数、性状、颜色以及气味。

比如，孩子以前都是2天1次，基本在傍晚大便，但近两天突然早晚各拉一次，家长就要留心观察，究竟是环境变化还是喂养量增加导致的。有积食的孩子，大便或呈"羊屎"状，或腹泻溏稀。

如果比较小的孩子，有时接连3～4天没大便，但小肚子不胀，人不难受，家长可以再观察观察，不要急着判断是便秘。对于小婴儿来说，大便糊状，不甚酸臭，没有不消化的食物或黏液，也是正常的。

查睡眠

孩子有积食，睡眠状况通常表现为：喜欢趴着睡，用小被子、枕头、玩偶压住腹部，睡不安稳，小动作多，深度睡眠时间短，后半夜容易惊醒，等等。

以上这些表现，只要出现一种，家长就要及时调整饮食喂养方式，少食多餐，按需喂养，食物以平性、质软为主，必要时可以素食几天，或给孩子一些助消化、消积食的食疗方或中成药。同时还应注意孩子的情绪控制，不能让孩子过度兴奋。这些我在后面会详细讲解。

第❺节

食疗方如何能安全有效地调补孩子体质？

我常说，孩子体质差、爱生病、去医院多过去公园，说明一切健康问题的根源往往在于脾土。而家长给脏腑娇嫩的孩子滥用"虎狼之药"、乱吃乱治的情况并不少见，这会给孩子的体质造成难以挽回的伤害。

举几个儿科临床中的典型案例，希望家长们不要重蹈覆辙：

最常见的，是孩子稍微感冒发热，就给孩子滥用抗生素、消炎药，以至于孩子的体质越来越差，使他们在气候稍变、每逢换季都极易生病。

也有给孩子乱用补品的。为了给孩子补身体，时不时给孩子吃人参、鹿茸、灵芝，最终导致孩子性早熟；轻信偏方，给孩子吃"海马三七汤"助长，导致孩子骨骺线提前闭合，小小年纪停止长高。

还有不合理地添加辅食、频繁更换奶粉，或过度强调定时定量喂养及咀嚼能力锻炼，这些都会影响孩子的脾胃正常发育。

以上都是错误的调补方法。要想认清儿童"儿为虚寒""脏腑轻灵，随拨随应"的体质特点，给孩子调补体质，用药必须轻，不能下重手。

其实，中医保健调理，更看重"药食同源"。日常生活中有很多既是药材也是食材的材料。比如，陈皮既能入膳，给美食增添独特的风味，又是日常可用的理气、止咳中药。家长要学会善用这些"药食同源"的食药材给孩子调补身体，当我们掌握了它们的性味、归经、功效，学会合理搭配使用，不仅能免去孩子吃药之苦，还能安全、有效地达到治疗和保健效果。

给孩子提供科学、合理的喂养，胜过任何补品药物。

中医不是慢郎中。千百年流传的医家食疗经验，经过科学合理的运用，能够帮助家长在喂养出健康体质孩子的道路上事半功倍。

第❻节

多大年龄的孩子能用食疗方调补？

在学习更多儿童食疗方之前，有必要跟大家说一下儿童食疗方的使用前提。熟悉我的家长一定知道，我公开的食疗方往往会有年龄限制，大多数都建议至少2岁，甚至3岁以上孩子对证服用。

有的家长就问："那么多食疗方不能用，那3岁以下、体质稍差的孩子该怎么办呢？"

绝大多数食疗方都有年龄限制，主要考虑到两点：

①	低龄婴幼儿体质娇弱，有些食疗方的功效对他们来说过于"峻猛"了，哪怕自行减少食药材的量，也不好把控哪种量更适合小宝宝
②	低龄婴幼儿脾胃运化能力尚未发育完全，一些补益保健的食疗方不仅会让孩子虚不受补，也容易囤积在体内，造成消化不良、积滞的情况

所以，千万不要觉得小宝宝吃不了食疗方，就是"走宝"吃亏了。不确定的情况下宁愿不吃、不去冒险，其实，反而对孩子好，恰恰是在呵护孩子。对于2岁以下的孩子做好主食与辅食的合理搭配、保证孩子消化好就已经营养足够了。

而且，也并不是说小宝宝就不能通过一些日常的方法、更适合的食药材调补。

比如，晒后背、捏脊等升阳扶正的保健方法，家长日常就可以给宝宝做起来。

此外，呵护好宝宝的脾胃消化功能，科学喂养，避免积食，不要给脾胃造成太大负担，宝宝的体质就不会太差，这也是最为重要的、呵护孩子身体健康的方法。

食疗上，给小宝宝添加辅食后，在消化好、无病痛的情况下，选茯苓、白扁豆、白术、山药中的1～2种药材煮粥，偶尔给宝宝喝小半碗粥水，其实也能达到保健的食疗功效。

顺便说一下，哪怕是大孩子用食疗保健，也要遵循一定前提：

①	具有健脾等进补性质的食疗方，必须在消化好、无病痛的前提下服用，一般而言每周给孩子进补不超过2次
②	辅助治疗（如缓解孩子咳嗽、助消化）类的食疗方一定要对证服用，通常连服3天，具体服用方法参考食疗方中的建议。一般不建议家长以保健、预防为由给孩子常喝

更详细的内容，我们会在之后的章节中讲解。

第❼节

不同地区的孩子体质有差异吗？
能用同样的食疗方吗？

　　总有家长问："我们住在北方，孩子的体质和南方的孩子能一样吗？""有些具有地域特色的食药材，除了当地可能买不到道地的，怎么办？""东部地区的孩子和西部地区的孩子，能共享同一道食疗方吗？"

> 　　中国地大，各地气候环境条件不同、饮食作息习惯不同、地域特征不同，如果孩子长期生长居住在某地，体质当然会受到影响，因此，不同地方的孩子，体质是会有微小不同的。比如，南方气候湿热多雨，水质热，容易"上火"、体内容易生湿的孩子就相对比北方多一些，当地祛湿的食药材也会相对丰富一些；西北部地区气候干燥、风沙大，当地孩子的生津润燥需求也会相对比东南地区的孩子多。

　　不过，这种差异其实是微乎其微的，总体而言，儿童的体质大体相当，都是生来虚寒的，而本书所推荐的食疗方，也是适合全国各地绝大多数孩子对证服用的。

　　当然，等家长对中医育儿有了更进一步的了解，能够准确分辨孩子的体质特点变化，更有针对性地给孩子"定制"更适合他（她）的食疗方和日常保健方法，对孩子自身健康而言，肯定是更有益处的。

　　举几个简单的例子大家就明白了。

　　岭南地区四季多雨、气候湿润，外湿是很盛行的。长期居住在岭南地区的人，多多少少都有些湿气重的表现，甚至说"十人九湿"都不夸张。

读到这里，你也可以一起对照着看看，自己是否有一些湿重的特点：

当出现大便黏腻、不成形、挂壁，舌苔厚腻、舌面水滑、齿痕舌，精神状态差、四肢乏力，眼袋大、脸部或四肢浮肿，食欲不振等情况，就要考虑为身体"减负"祛湿了。无论大人还是孩子，对证使用食疗方都是不错的选择。

但生活在较为干旱地区的孩子湿气就不容易重了吗？其实不一定。

小儿"脾常不足"，脾胃运化水湿的能力差，体内容易产生湿滞；而且，孩子喜欢吃的寒凉食物，也很容易生湿。

有一些无意中的行为也会让孩子更容易生湿。比如，经常给孩子喝酸奶，大量吃猕猴桃、香蕉等寒凉的水果，夏天长时间给孩子吹空调，不注重科学喂养、损伤脾胃等，也都是家长们在育儿时需注意的事。

食疗方讲究因地制宜。不同地域的特质确实能给家长们提供大的育儿方向。但具体到个体上，还是要根据孩子自身的身体状况对证调护，合理用方。

究竟如何给孩子选择对证、适合的保健食疗，增强其体质？

家长们不必太着急，让我们一步一步慢慢来。从下章开始，我们将开始具体了解孩子常见的体质特点，以及对应适合的食疗方。跟着本书一起学，对孩子自身体质必然是有益处的。

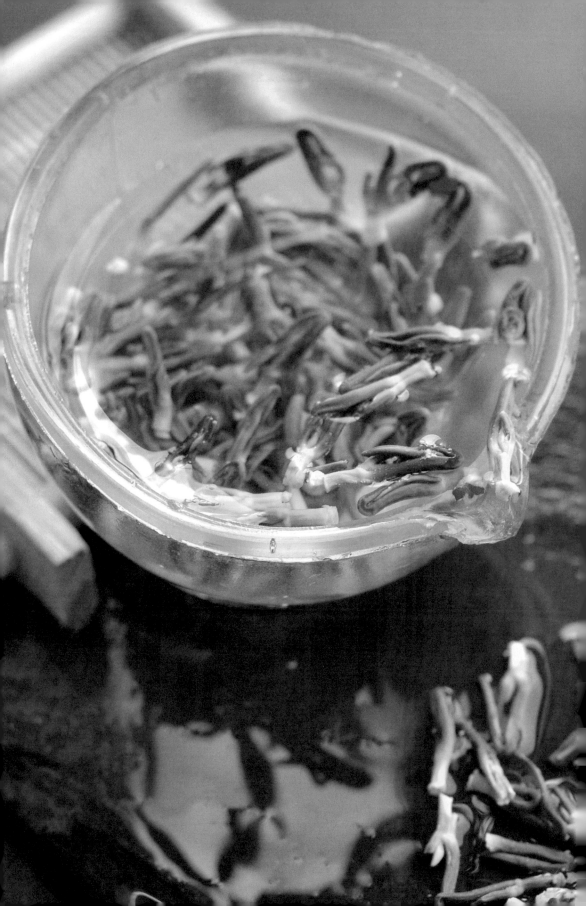

第二章

孩子基本体质，
气虚质常用食疗方

现在家长普遍为孩子的身体健康焦虑，可事实上，几乎所有的孩子都是气虚质。这种体质会随着年龄的增长、身体各项机能逐渐发育成熟而改善。如果家长能对孩子的衣食住行、情志医疗进行合理的呵护，随着孩子成长就能逐渐改善气虚质，为孩子的体质打下良好的基础，帮助孩子健康成长。

几乎没有孩子生下来就是完美的平和质，因为孩子均为"稚阴稚阳"之体，都是气虚质。气虚质是孩子的基础体质，可以说，家长们只要记得"儿为虚寒"四个字，就已经掌握了给孩子辨识体质、食疗调理的核心钥匙。

"儿为虚寒"，是我从医几十年来经无数临床经验总结奠定出的儿童体质理论，通过第一章的学习，家长们对此一定也有所理解。

前面我们学到，孩子身上的确阳气蓬勃，但这阳气就像刚点燃的小火苗一样，还不够旺，是十分稚嫩的，而且相比起身上的阴气，孩子身上的阳气更为幼稚、更需要用心呵护。

但即便如此，孩子体内的"阴气过盛"，是相对阳气而言的，不过是一种假象。实际上，孩子的本质是"稚阴稚阳"的，即阳气不足，阴气也不足。只不过阳气弱于阴气，"虚"得更为明显。

所以，大部分孩子的体质都是气虚质就不难理解了。气虚，是孩子体质的基础。在此基础上，孩子的体质会随着其居住环境、饮食习惯、睡眠质量、穿着打扮、疾病用药等因素而发生变化。因此，气虚质往往会受这些因素的影响，而出现兼夹。比如，气虚质可以夹痰湿，可以夹湿热，可以夹阴虚，可以夹气郁，若长期的气虚质得不到合理的呵护，成熟的时间会延长，自然会兼夹特禀质及血瘀质等体质状态的出现。但万变不离其宗，本质上，这些体质的发展或兼夹都是立足于气虚质的，只不过气虚质的程度高低不一致。

家长们要想用食疗方给孩子安全有效地调理体质，首先就得学会判断孩子气虚的程度。气虚质的孩子，有以下8大特征，我们只需要对号入座，看看自己的孩子符合其中多少种，症状符合得越多，气虚质程度越重，调理时就越要重视。

①	面色不好，青青黄黄，缺少光泽；眼袋或卧蚕乌青，即我们常说的"熊猫眼"；脸上一些地方可能有青筋
②	很容易累，稍微走一段、玩一会儿就很疲惫。注意不是撒娇要抱的"装累"，是真的感觉累，相当于"马力不足"
③	特别容易出汗，稍微活动便大汗淋漓，头发湿得像刚洗过一样，更严重的可能在情绪平静时、温度适宜的室内、睡觉后半夜也会不正常的大量出汗
④	偏食挑食，且容易食欲不振，即使吃了也很容易吃撑，反复积食，舌苔、口气、大便、睡眠4个指标长期不正常
⑤	身体适应环境的能力差，稍一变天，或稍感冷热转换，或小环境微微变化就容易发热、"上火"，容易感冒，上呼吸道感染反复
⑥	大便先干后烂，前面干燥而后面软烂、不成形，容易腹泻或便秘
⑦	生长发育落后，明显瘦小；肌肉不紧实
⑧	说话有气无力，声音小；小婴儿常见哭声低弱；性格上也比较怯懦内敛

如果孩子有这8大特征中的任意一种，家长就要引起重视，并及时进行食疗调理；如果占到3种以上，孩子气虚质的程度就比较严重了，需要家长遵医嘱，用心调理。

不过，气虚质都是可以通过吃对食疗方长期呵护调理的，家长只要根据孩子不同的症状表现进行辨证，合理使用对应的食疗方，就能给孩子更安全有效的体质呵护。

跟着我，学会给孩子选择合适的儿童食疗方，缓解气虚质，让孩子吃出健康好体质！

第❶节

气虚宝宝日常健脾补气，就用健脾益气方

气虚的孩子，食疗调理的原则很简单：气不足，就补嘛！

而提到补气，大家通常就会想到参。可小小年纪的孩子，能吃参吗？会不会补得太过流鼻血？那么多种参，应该给孩子吃哪种才合适呢？该怎么做，孩子才爱吃呢？

给不在病痛状态，但体质属于气虚的孩子日常居家补气，最适合用的就是太子参。

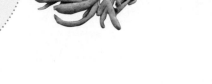

太子参

性味： 性平、味甘、微苦。

归经： 归脾、肺经

功效： 益气健脾，生津润肺。

太子参又名"孩儿参""童参"，从名字就可以看出该药对孩子天生友好，且药性平和，是特别适合调补孩子虚弱体质的佳品。

我常提醒家长，给孩子食疗使用的材料，其功效一定不能太峻猛，不能用"虎狼之药"。比起容易引起性早熟、起皮疹甚至诱发神经系统兴奋的人参，以及性味偏寒凉、容易伤阳助湿的西洋参、花旗参，太子参益气但不升提，生津而不助湿，扶正却不恋邪，补虚又不峻猛，虽然滋补的药力比其他参弱一些，但药性平稳，正适合给气虚的孩子增强体质，让孩子脾胃健运、

阳气旺盛。

而且，太子参还自带润肺功效，给常常燥咳、干咳的孩子服用，还能补肺气、润肺燥。

最简单的太子参保健法是用太子参泡水，一次5g，加50~100mL开水，盖上盖子，泡10分钟之后，放至温凉，当水喝。也可以在里面加入1g陈皮、3g麦冬一起泡水。注意不必吃掉药渣，喝水就好。每周不超过3次。2岁以上的孩子普遍能用这个方子。有慢性鼻炎、过敏性鼻部疾病的小朋友也能在缓解期使用这个方子健脾扶正。

还有一种参是党参，性味甘温，比人参的药力和缓许多，也可以补益脾肺、补养气血。如果有条件，可以将党参和太子参一起煲汤或煮水，外加南方人最熟悉的"广东人参"——五指毛桃，给气虚质的孩子健脾、保肺、护肝、祛湿。这样就组成了孩子常用的健脾益气方，很温和，药食同源，适合脏腑娇嫩的孩子日常保健服用。

健脾益气方

材料： 党参8g，太子参6g，五指毛桃15g，陈皮2g，麦冬5g。

做法： 将材料下锅，加约2碗水，小火煲取1碗服用，喝水不吃渣。或将材料加50g猪瘦肉等汤料一起煲，喝汤不吃渣。

功效： 益气健脾，润燥止咳，补肺祛湿。

用法： 日常调补保健，每周服用1~2次。

适合年龄： 表现出轻度、中度气虚的3岁以上孩子，消化好、无病痛时少量多次服用。蚕豆病患儿可服用。

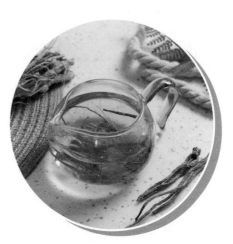

许教授叮嘱：

无论是单用太子参泡水，还是加陈皮或别的食药材，只要用到太子参，每周最多服用3次，每周1～2次为宜，避免给孩子"过补"。

在使用太子参进补前，别忘了我们前面所说的儿童进补大前提。孩子有积食、有外感炎症时，服用太子参等健脾益气的食药材，不仅会加重孩子脾胃的负担，更可能把体内的病邪一同"进补"了，导致疾病久久无法痊愈，这个做法肯定是不适合的。

孩子刚病愈，也不建议立即进补。最好在清淡饮食1～2周后，确保孩子精神、消化各方面恢复正常了，再考虑保健进补。

食材方面，常有家长咨询："北方不常见五指毛桃，能用其他食药材替换吗？"可以不放五指毛桃，或用黄芪代替。但黄芪本身更燥一些，所以用量要有所考量。相对而言，作为"南芪"的五指毛桃补而不燥，而且口感香甜，十分适合用来给孩子食补，买不到的家长可以考虑去靠谱的线上药店购买。

此外，如果孩子比较容易"虚不受补"，或稍微一进补就"热气上火"的，可以去掉陈皮，加大麦冬剂量至8g。

第**②**节

孩子汗多、爱感冒，就用五指毛桃猪骨汤

春夏季节，天气渐热，外界湿气盛起，本身气虚体质的孩子，一旦跑跳一会儿，出汗多了，很容易气随汗泄。气跑光了，身体自然越来越虚，也就更容易遭受病邪侵扰，从而动不动就感冒生病。出汗多、易反复出现上呼吸道感染的气虚质孩子，用五指毛桃煲汤能收到不错的食疗保健效果。

五指毛桃有"广东人参"的美誉，岭南人也称其为"南芪"，意思是它和大家熟知的补气药材黄芪功效类似，既和黄芪一样能益气健脾，又没有黄芪温热、升提之性，药性更温和，不会让人"虚不受补"。如果孩子食用过偏平和的太子参也容易"上火"，不妨试试五指毛桃，它补益力度比较温和，用后不易"上火"，阴虚、虚不受补的孩子也能补得进去。

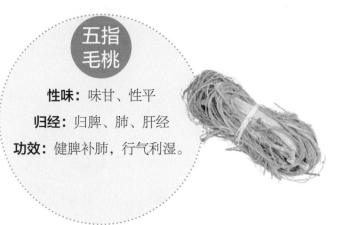

五指毛桃

性味：味甘、性平

归经：归脾、肺、肝经

功效：健脾补肺，行气利湿。

五指毛桃地域性极强，是一种典型的药食同源的植物，主要分布于我国南方的省份，如广东、海南、云南等。但它温和的健脾、保肺、护肝、祛湿功效，无论南北都适用，非常适合脏腑娇嫩的孩子日常保健用。

　　用五指毛桃煲成食疗方给孩子喝，主要的功能是健脾、祛湿。其实无论是湿热的南方还是干燥的北方，一旦孩子脾胃运化水谷的能力弱了，体内都会积淤水湿。尤其是春末夏初、谷雨前后，孩子容易出现"湿热夹杂"。五指毛桃就非常适合在这段时间用来给孩子健脾祛湿，但祛湿力道又不会像"抽湿机"土茯苓一样过强，刚好适合孩子，在祛湿的基础上健脾，更能扶正气，功效很不错。

　　五指毛桃食疗方还可以给孩子补肺、疏肝，对易感冒的孩子很友好。我们知道，孩子的体质具有"稚阴稚阳"的特点，总体而言是正气不足、脾胃虚寒的。这种体质在孩子身上的具体表现，就是消化能力弱，容易积食，体虚力弱，动几下就喊累；连带着肺气不足，容易呼吸道感染；还会导致肝气不疏，影响脾胃运化，情绪不好，容易哭闹，晚上睡不安稳，等等。五指毛桃补虚的能力比较强，非常适合用来给孩子健脾补肺。

　　在孩子消化状态已恢复、没有明显积食的时候，家长可用五指毛桃配合白术、芡实、山药、红枣等食药材给孩子煲汤、煲粥。每次选1~2种食材，用量10g。汤和粥水中还能按口味加点肉类食物，如鱼、鸡、猪骨等，起到保健和补充营养的作用。

五指毛桃猪骨汤

材料： 五指毛桃 10g，新鲜猪骨50g，去核蜜枣 1 枚。

做法： 五指毛桃下锅，加约 3 碗水，大火烧开后转小火煲 30 分钟，此时加入猪骨、蜜枣，再煲约 30 分钟，即可饮用汤水。

功效： 健脾益气，滋阴润肺。

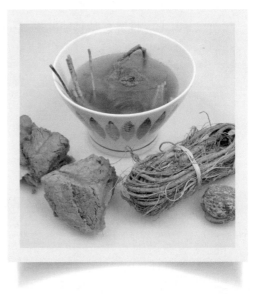

用法： 日常调补保健，每周服用 1 ~ 2 次。

适合年龄： 3 岁以上孩子，消化好、无病痛时少量多次分服。蚕豆病患儿可服用。

许教授叮嘱：

买五指毛桃时，注意选表面呈自然黄棕色、断面黄白色、质地细密、同心环纹清晰可见的，这种往往比较优质。药效好的五指毛桃会有一股淡淡的椰子香味或奶香味，如果闻起来发酸或无味道，慎买。如果药材颜色暗灰褐，通常存放时间过久，药性会打折扣；如果颜色过黄，则有可能经过熏硫保水处理，慎买。

注意不要图"新鲜、原生态"而轻信路边摊的野生中药材。新闻中就有不少误将断肠草根误判成五指毛桃根的卖家、买家，需要所有家长警惕。不仅是买五指毛桃，买其他中药材，最好还是去正规药店购买。

还可以针对孩子不同的身体状况，在五指毛桃食疗方中加不同的食药材：有明显湿热症状，如舌红、便溏等，加木棉花10g；有明显寒湿症状，如舌苔厚白等，加陈皮2g；睡不安稳、情绪不佳，加去心莲子8g、酸枣仁5g；气虚质严重，或处在过敏体质缓解期，加太子参5g。

第❸节

孩子虚汗不停、半夜盗汗，就用糯米麦麸散

孩子新陈代谢旺盛，又好动爱玩，很容易大量出汗，孩子的出汗量可以达到成年人的3倍之多。其实，孩子因跑跳玩耍而出汗，或由于外面温度太高、吃喝了热食热饮、衣服穿得过多、被子盖得太厚等原因出的实汗，都是正常的，家长不用太担心。而不正常的出汗，往往才是需要家长辨别和警惕的。气虚体质正是引起孩子异常出汗的"元凶"。调理异常汗多的气虚孩子，糯米麦麸散这道食疗方是很适合的。

那应该怎么判断孩子到底出的是实汗还是虚汗，出汗的情况正不正常呢？

观察孩子会不会在平静的、温度适宜的状态下，仍然全身或某些部位大汗淋漓，甚至头发总是和刚洗过一样汗透；其次，再观察孩子会不会在后半夜仍然不停地出汗（入睡后1~2小时微微出汗是正常的）。如果孩子有以上这两点情况，则属于异常出汗。

其实，大多数孩子的汗证，都是实汗引起的。比如，孩子手心脚心热热的、黏糊糊的、汗津津的，舌苔厚腻发白或发黄，有口气异味，大便、睡眠不正常等，往往是积食导致的实汗。这时的调理就需要先消食导滞——可以用新三星汤，或其他有消积清热功效的中成药，如保和口服液、保和颗粒、小儿七星茶等。

汗是津液代谢的产物，津液是脾运化传输水谷精微的产物，如果脾的运化功能失常，津液就会排泄不畅，孩子就容易出现汗证。如果排除了实汗，而孩子本身就是气虚质，还有不正常的流汗症状，那么在孩子的消化正常时，就可以通过食疗方补气，来调理孩子脾虚汗多的问题。

出自《本草纲目》的糯米麦麸散，就很管用。这个食疗方就是将糯米和小麦麸一同炒，调理孩子气虚不固导致的虚汗、自汗、盗汗。

糯米，味甘性温，归脾经、胃经、肺经，有补中益气的效果，还可以收涩护肺、温补润燥，是很常见的"养气"食材。尤其在秋季天气刚刚转凉的时候，吃些糯米制品最好。

麦麸，一般指小麦麸，味甘性凉，归大肠经。麦麸为小麦最外层的表皮，是在麦谷脱粒或磨粉的加工过程中产生的副产品，一般菜市场卖米面的地方有卖。它功专止汗，对于虚汗、盗汗、泄泻、口腔红肿、风湿痹痛、脚气、小便不利等疾病的食疗康复有益。选购小麦麸的时候，一定要选新鲜的，最好是刚出磨的。

糯米和麦麸南北皆宜，既是普通食材又可入药，制成食疗方给孩子补气健脾止汗，又安全又方便又有效，两者结合再好不过了。

糯米麦麸散

材料：糯米、小麦麸比例 1.5 : 1。

做法：这两样材料下锅，用小火稍微炒焦后，碾磨成粉末状。每次服用时，取 15 ~ 20g 混合粉末下锅，加约 1 碗水，煲至半碗服用。或者取 10g 混合粉末，掺入米饭、面条、粥饮中服用。

功效：益气敛汗，治疗孩子气虚不固、自汗不止。

用法：每周 2 ~ 3 次，每次服用半碗。

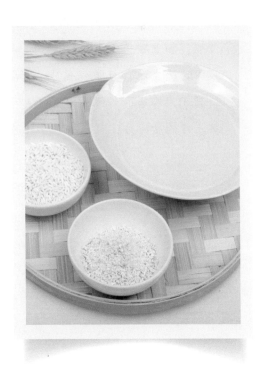

适合年龄： 2岁以上孩子，对证、少量多次分服。蚕豆病患儿可服用。孩子保持好消化后服用，调理汗证效果更佳。

许教授叮嘱：

这道食疗方没有太多慎忌，普遍适合2岁以上、出汗多的孩子。

需要注意的是，引起孩子异常出汗的原因很多，归根结底还是脾气虚导致的。因此，想要改善孩子多汗的情况，一定要调理好脾胃，这需要一定时间，并不是用三五天食疗方就能让孩子方到汗除的。

夏季天气炎热，孩子出汗情况会更严重。除了止汗，家长也要注意给孩子补充水分，避免体内津液过度流失，一方面容易造成气虚偏阴虚、动不动"热气上火"的体质，另一方面容易气随汗泄，加重孩子气虚质。

酸能生津，日常保健中，给孩子喝酸甜的食疗饮，如时不时给孩子用蜂蜜、柠檬泡水喝（2岁以上适合，如秋柠饮），配合健脾止汗的食疗方，可以给孩子比较稳妥的调护。

第❹节

孩子便秘、脸色差、舌质淡，就用黄芪松子仁粥

从一个人的排泄情况，通常就能看出其身体好不好。脾胃健运、气血充足的孩子，大便就比较通畅、规律，其性状、气味都正常。可生活中不少家长反映孩子总爱便秘，有时几天解不出大便，或排便比较困难，大便干燥，甚至解出一粒粒粗硬的"羊屎便"。通常，这样的孩子都是因为气虚质较为严重，大肠无力助推大便排出身体导致的虚证便秘。用食疗方调理，就需要用到健脾益气、润肠通便的食药材。

怎么判断孩子是不是虚秘呢？家长首先可以观察孩子有没有这些症状：经常有便意，却排不出或排出不畅；数天才大便一次，但大便不一定都特别干结，有时也可能是先干后软；大便气味略带腥臭，但不会特别浓烈；孩子可能感觉腹胀，按摩腹部后能缓解。

同时，家长在日常生活中也可以留意孩子便秘的同时是否伴有以下表现：面色无华，或苍白或萎黄，总是不能红润饱满；舌苔浅淡；脾胃虚寒；胃口不好、睡不安稳、容易积食；眼眶有"黑眼圈"，鼻梁有青筋等。

脸色不好、舌苔浅淡，正是因为孩子气虚较重，导致气血无法充盈舌头、濡养肌肤。因气虚而长期便秘的孩子，肠道肯定是无力传导大便的，而病位在脾胃，因为脾胃乃后天之本，中焦脾土功能紊乱了，正气不足，孩子就容易生病。所以，调养这样的孩子，就要用食疗方补虚。

记住，用食疗方补虚通便的前提，是孩子的积食要先通过消食导滞调理好。孩子消化功能恢复的时候，可以用黄芪、松子仁、麦冬、粳米等食药材一起煲成粥给孩子服用。

黄芪：性微温，味甘，归脾经、肺经。具有益卫固表、补气升阳、脱毒生肌、利水消肿的功效。可能家长担心黄芪太补，孩子吃了会上火，甚至性早熟。其实，气虚便秘的孩子吃一点黄芪并不会引起性早熟，只要不是长期或大量服用就行，不然孩子容易虚不受补。如果实在担心性早熟发生，或已经有性早熟征兆的孩子，在遵医嘱的前提下，可以将黄芪换成"南芪"——五指毛桃。

松子仁：性温，味甘，归肺经、肝经、大肠经，具有润肠、通便、润肺、止咳的功效。松子仁能帮助虚秘的孩子缓泻而不伤正气，尤其对由于肠燥产生的便秘有较好的食疗作用。

麦冬：性微寒，味甘、微苦，归心经、肺经、胃经，具有养阴生津、润肺止咳的功效。用麦冬滋阴很合适，加一点在食疗方中，也可以帮助孩子缓解肠燥便秘。

粳米：性平，味甘，归脾经、胃经，可以补中益气、健脾和胃、除烦渴、止泻痢，容易熬出米油，所以通常熬食疗粥会用到。广州地区称粳米为"肥仔米"，常见的东北大米、珍珠米、江苏圆米都属于粳米。

这几样润燥通便的食药材加在一起煮粥给孩子喝，能起到不错的补气健脾功效。气足了、脾胃健运了，轻松排便就不是难事了。

黄芪松子仁粥

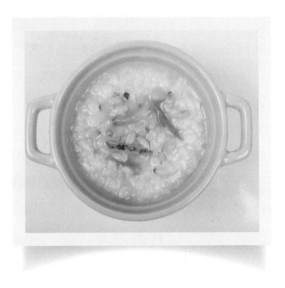

材料： 黄芪 5g，松子仁 10g，麦冬 5g，粳米 30g。

做法： 材料下锅，加约 4 碗水，大火烧开后转小火煲至米粥软熟即可。

功效： 健脾补气，润肠通便，适用于治疗气虚便秘。

用法： 每周 1 ~ 2 次，每次服用 1 碗即可。

适合年龄： 3 岁以上孩子，消化好、无病痛时对证、少量多次分服。蚕豆病患儿可服用。

许教授叮嘱：

用这个食疗方通便，比食用通便水果的方法要好得多。

很多家长一遇到孩子便秘就喜欢喂香蕉、火龙果等通便水果，或者喝酸奶、益生菌等所谓的功能饮品。我通常不建议在孩子属于虚证便秘的时候吃这些。这些食物都比较寒凉，可能因为刺激了肠道蠕动，能在短期内一定程度上帮助孩子排便，但长远来看是有损孩子阳气的。如果一便秘就吃这些，长此以往，孩子的虚证会更严重。

食材方面，坚果仁类食品本身含油脂丰富，有助便的食疗功效。如果买不到这道食疗方中的松子仁，可用等量的核桃仁、花生、甜杏仁、莱菔子代替之。

除了用这道食疗方外，便秘的孩子也可时常吃南瓜粥、紫薯粥——这是最简单、好喝、普遍适合所有便秘宝宝的食疗方。

另外，便秘的孩子多多少少都是有肠燥的，用粥水润燥，能濡养脾胃，帮助肠胃更好吸收并转化津液，比单纯喝水效果更好。

第❺节

孩子不好好吃饭、体弱多病，就用健脾养胃方

孩子不吃饭往往是家长最头疼的问题。不吃就不长，比同龄人瘦小不说，还身体虚弱爱生病。气虚质的孩子，脾胃功能肯定是虚弱的。脾胃好，是孩子身体健康的根本。而一说到补脾，很多家长都知道要给孩子多吃山药。

说起来简单，实际操作起来却没那么简单。

有的家长问："山药不就是淮山吗？"

淮山其实就是新鲜山药。非要区分，可能会从产地上有所区别。在食疗功效上，淮山主要补脾阴。吃过的人都知道，它们口感偏黏腻，如果孩子本身脾虚湿盛，或长期生活在湿热的岭南地区，家长经常给孩子过量食用淮山，很容易"湿上加湿"。如果孩子本身消化好、大便不黏腻，偶尔食用是不错的。

真正能够给孩子补脾气、补脾阳的，是经晒干炮制后的干山药，合理使用，既减少了生湿的机会，还加强了健脾益气的效果，尤其适合脾常不足的孩子。

而经过炒制的炒山药补脾益肾的功效更强，性味更温和，药效也更专精，须在医生指导下服用。

给孩子用山药健脾，往往还会搭配白术。中医盛传"十方九术"，就是说白术这味药材适用范围广，中医调理时多会用到。白术性温，味甘、苦，归脾经、胃经，可以健脾补气，利水消肿。

白术被盛赞为"健脾第一药"，但并不是因为它健脾益气的力度最强，相反，正是因为它比起通常补气的参类更温和。孩子大多都是气虚质，加之年龄小、脏腑娇嫩，体质敏感，用白术健脾益气最是合适。

常见的白术有生白术、炒白术、焦白术。

生白术最常用，通常我们在食疗方提到的白术都是指生白术。它性平偏温，且不会过燥，平时容易积食、"上火"的孩子，可以食用生白术搭配其他食药材调理。

适合孩子的虚寒泡脚方：脸色苍白、畏寒怕冷、易患感冒、手脚总是冷冰冰的孩子，如果用艾叶泡脚会"上火"的话，就可以用生白术（15～20g）煮水，晾至38～40℃，泡脚5分钟，每周1～2次。这个方法可以帮助虚寒体质明显的孩子体质慢慢得到改善。

除了生白术，炒白术更加温燥，燥湿利水的功效更强；而焦白术往往用于孩子消化不良、腹胀、胃口差、大便稀烂等情况，这也是脾虚的典型症状。但焦白术与炒鸡内金、炒神曲、炒谷芽、炒麦芽等食药材一样，消积食的力度比较大，不能给孩子作为治疗消食导滞的首选。

白术、山药都加一点，再辅以补气的太子参、消食导滞的谷芽、畅达气机的陈皮，这样一道健脾养胃方，可以帮助胃口不好、脾胃差的孩子打开胃口、调理脾土。

健脾养胃方

材料： 白术 15g，陈皮 1g，山药 10g，太子参 5g，谷芽 5g。

做法： 将这些食药材下锅，加水约 800mL，大火烧开后转小火，熬至 50～100mL 即可服用。

功效： 健脾和胃。适用于体弱易病、面色差、胃口差的孩子。

用法： 日常调补保健，每周服用 1～2 次。

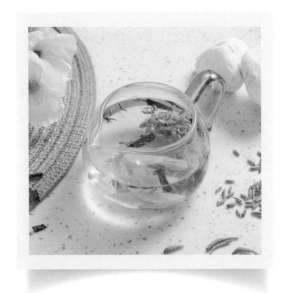

适合年龄： 3 岁以上孩子，消化好、无病痛时少量多次分服。蚕豆病患儿可服用。

许教授叮嘱：

健脾养胃方是我的经典健脾保健食疗方，适合所有3岁以上的孩子使用。熟悉我的家长会发现，我的儿童健脾食疗方有很多，但每个功效都有细微差别，各有针对性。而每个孩子都是独立的个体，适合的健脾保健方都不一样，且不同地区、不同身体状况的孩子，适合的健脾方法也不同。

如何找到最适合的健脾方法？应根据季节、孩子最近的表现灵活调整。

初学中医育儿的家长，若不知如何选择，可以先给孩子选择这道健脾养胃方。

此外，也说说孩子不爱吃饭的问题。

孩子不爱吃饭，最大的误区是变本加厉地填塞，能多塞一口是一口，这样看似让孩子吃进去了，但忽略了孩子真正不吃饭的原因——脾虚。

我常说"孩子不吃别理他，很能吃反而要控制他"，孩子越是不爱吃饭，家长越要顾护好孩子的消化，用好我常说的"10秒判消化"方法，饮食注意温、软、烂，少吃多餐，消化功能恢复的时候用白术等健脾益气的食药材助力。呵护好了脾胃，孩子才会回归正常饮食，身体才能好起来。

第 **6** 节

孩子小脸瘦黄，一到夏天就掉肉，
就用小儿四君子汤

孩子夏季出汗多，有时稍微出门逛一下，走不了两步就喊累、要家长抱，回家后孩子就显得没精神、脸色不好，看起来很"虚"。很多家长将"虚"归咎为孩子不肯好好吃饭，尤其是看到孩子好不容易在冬天进补长了一些肉，到了夏天就往下掉，小脸瘦黄，于是急切地想让孩子开开胃，好好吃饭，把体重补回来。

殊不知，胃口不好、精神疲倦懒怠，正是孩子出汗多、气随汗泄造成的。这样的孩子气虚质明显，再加上夏季外界阳气充裕，但人体的阳气却恰恰相反，是往外散发而内里亏空的，气不足，自然没力气没精神。

> 想让孩子精气足、精神好、吃得香、脸色红润、长高长肉，非常经典的"补气健脾第一方"——小儿四君子汤，可以帮助家长解决这个难题。

小儿四君子汤是从宋代《太平惠民和剂局方》中的四君子汤化裁而来。四君子汤主要由人参、白术、茯苓、炙甘草四味药组成。据记载，"气虚者，补之以甘，参、术、苓、草，甘温益胃，有健运之功，具冲和之德，故为君子"。这四味药组合起来，可以益气健脾、补益脾胃之气，且功效平和，不偏不倚，恰如君子，才得名"四君子汤"。

成年人生活、工作压力大，日常饮食不规律，劳倦过度，损伤脾胃根本；在调理饮食、作息习惯的同时，就可以用四君子汤调理。可孩子的体质和成年人不同，当孩子气虚，应如何化裁四君子汤？平时又该如何正确服用呢？

很简单，我根据孩子的体质特点，将四君子汤中的人参换成更温和的太子参。其他三味，白术补脾益气、燥湿利水、固表止汗，茯苓健脾利湿、宁心安神，炙甘草味甘、性温，归脾经、胃经、肺经，也是补脾益气的良药。

至于小儿四君子汤的使用方法，须根据孩子个体情况而定：

小儿四君子汤

材料： 太子参 9g，白术 9g，茯苓 9g，炙甘草 3g。

做法： 将这四样食药材下锅，加约 600 ~ 800mL 水，小火煲取 50 ~ 100mL 分服。

功效： 健脾理气，改善气虚，增强上焦肺与中焦脾的功能。

用法： 反复积食 3 个月以上，可每天煲 1 剂，分 3 次喝完，连服 3 ~ 5 天。若脾虚时长约 1 个月，情况时好时坏，则连服 2 ~ 3 天。之后在消化好、无病痛时，每周服用 1 ~ 2 次。若作普通保健，每周服用 1 ~ 2 次即可。

适合年龄： 3 岁以上孩子，按上述用法服用。日常保健时，须在消化好、无病痛时少量多次服用。蚕豆病患儿可服用。

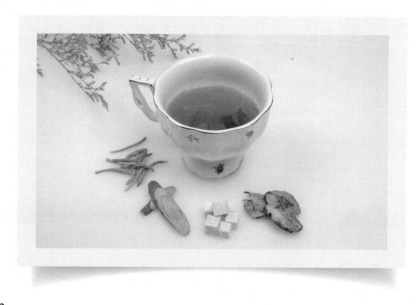

许教授叮嘱：

小儿四君子汤十分灵活，前人对其加减化裁的服用方法也很多，家长可以根据孩子自身情况来调整材料，在服用方法上不必作改变：

① 对于气虚明显，同时还容易患呼吸系统疾病，外感炎症消除后还会有咳嗽难消的情况，或者有哮喘但处于缓解期的孩子，可以在小儿四君子汤中加2g陈皮，组成异功散。

② 孩子中焦脾土湿热，用消积祛湿的法子改善后，可以在小儿四君子汤中再加3g半夏、3g生姜、2g木香、2g陈皮、2g砂仁，组成香砂六君子汤。

③ 孩子在能吃但不长个子，胃强脾弱，一吃肉就积食的情况下，可以在小儿四君子汤的基础上加3g山楂、8g麦冬。

④ 孩子长期积滞，舌苔总是偏厚，大便干硬，则可以在小儿四君子汤中再加8g枳实或5g鸡内金服用，同时严格控制饮食，连服3~5天，攻补兼施——消积的同时，给孩子补正气，适合脾胃虚弱严重、反复积食、几乎找不到健脾时机的特殊情况，并非适合所有孩子。

需要注意的是，如果按上述方法攻补兼施一段时间，孩子的脾胃消化仍难好转，证明孩子的脾胃已经十分虚弱，建议家长带孩子就医，在医生指导下调理脾胃，不要继续自行用消导力度强劲的鸡内金等中药材。这些药材用得太多，也是会损气破气的。

第**7**节

孩子脾胃虚弱，不乐意喝食疗方，不如吃点零食吧！

孩子不喜欢吃食疗方，总觉得有股药味，那么有没有比较适合孩子口味的补益小零食？最好能让孩子喜欢吃、追着吃，不用家长天天担心。还真有！有一种十分具有健脾功效的糕点，据说就连乾隆皇帝也常年不离，它就是八珍糕！

八珍糕最早出自明代《外科正宗》里的八珍糕食疗方，主要治疗小儿肠胃薄弱、消化不良、食少腹痛、面黄肌瘦、脾虚便溏等症，后来还作为宫廷糕点专门给乾隆进食补益。

给孩子调理，未必要喝苦中药，八珍糕也是不错的选择。孩子脸色发黄或发白，气血不足，走两步就喊累，总要大人抱，很容易积食、外感等情况，就十分适合吃八珍糕。孩子生病后痊愈，在消化没问题的前提下，也可适量吃八珍糕。

不过，儿童体虚者多，不适合峻补之物。要给孩子食用八珍糕，最好食用"儿童版"的。

小儿八珍糕

材料：太子参、白术、茯苓、薏苡仁、莲子（去心）、山药、芡实、白扁豆各 10g，糯米面 150g，大米面 150g，白糖 50g。

做法：① 食药材打成粉末，与糯米面、大米面、白糖一起放在容器中，加温水搅拌、和面，揉成均匀的面团后，醒 15 分钟。② 将面团捏出孩子半个拳头大小的小团、小饼或条，入锅蒸 30 分钟即可。

功效： 健脾益气，主治脾胃虚弱、正气不足、腹胀便溏等症状。

用法： 体虚、正气不足时，每天吃1小块，1周内连续吃2～4天，然后停3～4天，再继续吃。一般可以吃2～4周。健康无病痛时若想保健，可每次吃1小块，1周吃1～3次。

适用年龄： 2岁以上孩子，在消化好、无病痛时对证服用。蚕豆病患儿可服用。

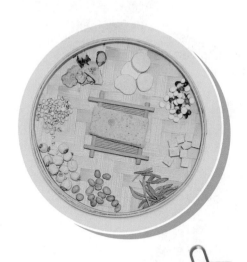

许教授叮嘱：

八珍糕的口感味道还是不错的，吃起来像米糕，很多孩子喜欢吃。不过，八珍糕本质上还是中药食疗方，不能毫无节制地吃。体虚好转时就可以停服。

还要注意，以下3类孩子，暂忌服用八珍糕：

① 正在生病，尤其是发热的孩子。

② 常常便秘、拉"羊屎便"的孩子。

③ 舌头发红、体内有热证的孩子。

也可以尝试"懒人版"八珍糊：用这8味食药材磨粉，给孩子煮成糊糊吃，功效也是一样的。原本做八珍糕需要放比较多的糖，会削弱祛湿的能力。糯米粉、面粉吃多了也不易于消化。做成糊糊后，略加少许糖调味，对消化功能比较弱的孩子更有益。

2～3岁的小孩子吃八珍糕，还可以用更好消化的藕粉代替糯米粉。

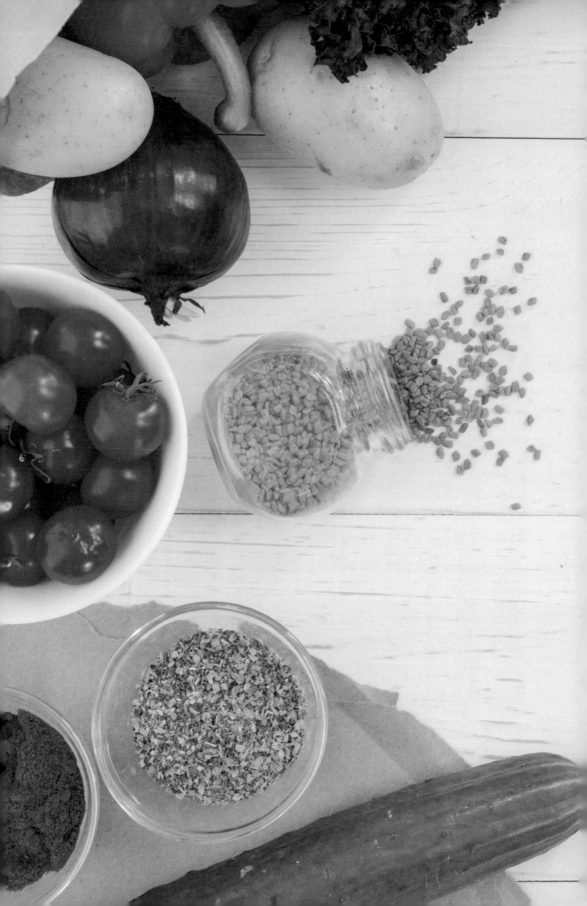

第三章

气虚 + 积食体质，
气虚夹滞质常用食疗方

孩子积食，是很多家长的烦心事。为什么孩子稍微多吃一点肉就积食？为什么孩子几乎很难找到健脾进补的时机？事实上，孩子有积食是很正常的事。学会按需喂养，遇到积食及时消积，能最大限度地呵护孩子的脾胃。

脾乃后天之本，是气血生化之源。"脾主运化"，即脾最重要的功能就是负责消化吸收食物，并向五脏六腑输送营养，是人体能量的制造中心和运送枢纽。所有给孩子补充营养、补脾益气、增强抵抗力等的调理，都必须建立在孩子不积食的基础上，否则不会有理想效果。

孩子脾胃的特点就是"脾常不足"，因为孩子对脾的要求不仅像成人一样满足日常能量消耗即可，还需要满足快速生长发育的需求，这将会使脾的负担更重，能力就显得不足，只要稍微吃得多一些，或者食物不够软、太甘肥厚腻，导致营养"过剩"难消化，孩子就很容易积滞。积滞如果没有被及时处理的话，会反过来伤害到脾胃，也就是伤到了孩子身体的根本，要想调理回健康状态，难度就更大了。

所谓积滞，顾名思义，就是食物在胃里积累、"滞留"了，消化不了，堵住了。先天禀赋较差的孩子，或者长期积食的孩子，脾的功能都比较弱。脾虚加上积滞，所形成的体质，就是气虚夹滞质——在气虚的基础上，还有比较严重的积食。

气虚夹滞的表现

① 近几天胃口不好，吃得少，甚至不思饮食；

② 舌苔白厚，有口气异味；

③ 胃肠胀气不消化，腹部胀满，也就是肚子鼓鼓胀胀，按摩也不能缓解；

④ 大便不正常，或溏稀，或硬结如"羊屎"状，或便秘；

⑤ 睡眠质量差，半夜易惊醒、夜啼等；

⑥ 小动作多，爱揉眼睛、挖鼻孔、咬指甲等。

这些症状都是提示孩子有积滞了，如果家长不引起重视，没有及时调整喂养方法、消食导滞，刚刚形成的初积，日久就会演变为久积，甚至积久成疳，变成疳积，导致孩子形体消瘦，影响生长发育。

导致气虚夹滞最主要的原因就是喂养不当。孩子进食不知道节制，家长不知道控制和及时调整，容易食而不化，导致胃肠功能紊乱，久而久之就会积滞。

一旦发现孩子有积食征兆（做好"10秒判消化"），家长就应该马上给孩子调整饮食，消食导滞，对证使用安全有效的食疗方调理，同时控制好孩子的情绪，不能使孩子过度兴奋，把积滞消灭在萌芽状态。即便真的发展到积滞了，学几道不同积滞症状的对证食疗方，也能起到调理消化功能的作用。

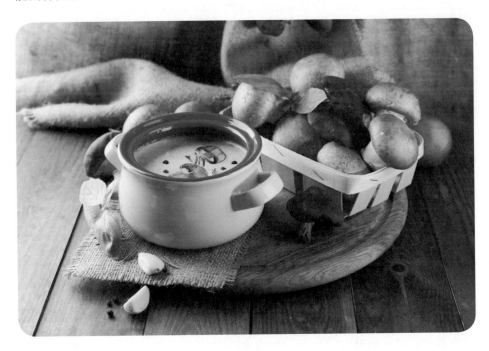

第❶节

孩子积食舌苔厚，大便睡眠有问题，就用三星汤

孩子往往贪吃，遇到喜欢的食物便控制不住。"小儿无知，见物即爱，岂能节之？节之者，父母也。"孩童脏腑娇嫩，脾胃运化功能弱，没有办法消化那么多食物，吃进去的食物就变成了"垃圾"，堵在孩子身体里消化不掉，于是成了积食。所以，可以说十个孩子九个容易积食。而家长要做的，正是随时注意孩子的消化情况，节制饮食，及时发现孩子积食的预兆，尽早消食导滞。

> 每天观察孩子的消化情况，是家长最基本也是最重要的功课。我的"许氏10秒消化判断法"，即每天在固定时间，如早餐后半小时，检查孩子四方面的状况：舌苔、口气、大便、睡眠。它们是孩子身体情况最直接的"晴雨表"。

需要注意的是，爱反复积食，舌苔、口气、大便、睡眠4个指标长期不正常，也是气虚质的典型表现。

其实，发现孩子有积食，很好解决。在孩子初现积食征兆，即舌苔、口气、大便、睡眠刚开始表现出不正常时，马上饮用三星汤，同时减少肉食甚至不食荤，可以有效助消化，帮孩子恢复健康脾胃。

传统三星汤的组成是谷芽、麦芽、山楂。

谷芽，性温，味甘，归脾经、胃经，能消食和中，健脾开胃。

麦芽，性平，味甘，可以行气消食（尤其消面食），也可以健脾开胃，主治宝宝食积不消，脘腹胀痛，脾虚食少。

山楂，性微温，味酸、甘，能够消食健胃、活血化瘀。

谷芽、麦芽的功效极为相似，只不过谷芽的消食作用稍逊于麦芽。因此，也可以将谷芽换成更安全的莱菔子，配成新三星汤。新三星汤的3种食药材，是国家卫健委认证批准的、属于"药食同源"的食药材，药效安全温和，可以放心给孩子服用。

莱菔子，就是萝卜干燥成熟的种子，性平，味辛、甘，具有消食除胀、降气化痰的功效。

最简单的小婴儿消食下气方：

取8g炒莱菔子捣碎、泡水、滤渣服用，可以辅助消积、下气。小宝宝若有不严重的积食、胀气时，可以对证服用。

如果明显有积食了，无论是传统三星汤还是新三星汤，都普遍适合所有年龄段的孩子对证使用。

三星汤 / 新三星汤

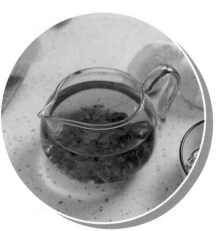

材料： 谷芽 10g（或莱菔子 10g），麦芽 10g，山楂 3 ~ 5g。

做法： 将材料放入锅内，加水煎服。1 岁以内宝宝服用，锅内加 200mL 水，煎至 50mL 分服；1 岁以上孩子服用，锅内加 250mL 水，煎至 50 ~ 100mL 分服。

功效： 消食导滞，健脾和胃。药效温和，普遍适用于初有积食征兆的孩子，也可以预防积食，日常保健。

用法： 消化不好时连续服用 2 ~ 3 天，最多不超过 5 天，1 天 1 剂，服用时须配合素食；日常保健、预防积食时，可 1 周 1 ~ 2 次，服用时要清淡饮食，最好配合素食。

适合年龄： 全年龄段普遍适合，对证、少量多次分服。蚕豆病患儿可服用。

许教授叮嘱:

无论是传统三星汤还是新三星汤,之所以普遍适合所有年龄段的孩子服用,是因为其药效非常温和,尽可能地顾及全年龄段孩子的脾胃健康,做到消积不损正气、不伤脾胃。但是,它也需要额外素食,来保障其药效更好发挥。

小宝宝积食、需要服用三星汤/新三星汤时,喝奶的习惯要暂时调整一下:

母乳喂养的,每次喂奶时间减少1~2分钟,妈妈也要清淡饮食。

配方奶喂养的,每次冲奶时水量不变,奶粉减少1/4~1/3,每次喝九成;宝宝容易饿的话,每天可适当增加1~2次喂奶次数,但每天喂的总量一定要比之前少。

添加辅食的,须适当减少辅食,必要时可暂停辅食。

口味问题上,如果孩子觉得汤水味道偏酸不爱喝,可以加一点黄糖调味。食材也可以用炒制的,使整体更偏温性,口感也不会那么酸。但须注意一点,三星汤/新三星汤不能掺奶、果汁、饮料等给孩子喝。

如果相关材料暂时买不到,或孩子对其中某种食药材过敏,也可以换成其他助消化功效的类似食药材:

常用助消化食药材和对应剂量为:

神曲:3~5g;布渣叶:10g;芒果核:10g;炒鸡内金:3~5g,以上药物消积力度大,须慎用。

第②节

孩子"热气上火"，舌苔黄厚、口疮喉痛，就用独脚金瘦肉汤

喉咙发干隐隐作痛，嘶哑红肿；嘴里溃疡，吃东西喝水都喊疼；尿完尿看看便池，小便黄黄的，还有重重的气味……每当发现孩子出现这些情况，家长们就会说"又上火了"，广东的家长更爱说是"热气啦"，于是赶紧给孩子喝凉茶、煲汤"清火"。

孩子出现这样的症状，在中医看来，其实是积滞化热，孩子体内生的是"实火"。实火的表现，主要是舌红，舌苔厚、黄腻，口气异味重，大便硬结，小便赤黄，如果发热多为高热。"实"，就是多余了，也就是吃多了，排泄不出，积累久了于是化热。孩子通常爱吃油炸、高热、酥脆的东西，好像一吃就"热气"，但其实热气也是相对的，只有存在体内的"垃圾"不消化，积郁久了，"上火"才会出现喉咙痛、口腔溃疡等问题；如果食物能被消化，孩子就不会郁热，也就不存在"上火"了。

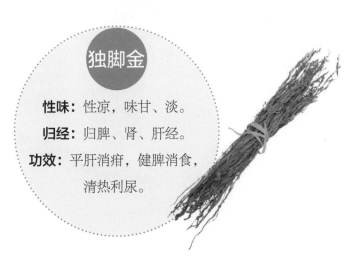

独脚金

性味： 性凉，味甘、淡。

归经： 归脾、肾、肝经。

功效： 平肝消疳，健脾消食，清热利尿。

所以，核心问题还是在于积滞。大多数的孩子"上火"，都是因为积食。气虚夹滞的孩子，通常脾胃功能很差，日常积食的可能性也更大。

既然有了"热气"，那就要给孩子清热。但要注意，由于"热气"的根本原因是积郁，因此解决实火降火的问题，清热的同时还要消积。

1岁以下的孩子，可服用前面所说的三星汤/新三星汤消食导滞；1~3岁的孩子，还可以服用保和口服液、小儿七星茶等中成药，使用前最好咨询医生；3岁以上的孩子，则可以用食疗方独脚金瘦肉汤消积清热。

独脚金是很多家长，尤其是广东家长常用的一种药材。独脚金其实是一种野草，古代医师从这种野草中发现了不菲的药用价值，它是一味治疗积滞、疳积的良药，因此又被称为"疳积草""消米虫"。它消积的力度比较强，而且更适合用于调理孩子体内向上蒸腾的"热"。孩子遇到积食且有"热"，就可以用这味食药材，搭配猪瘦肉煲汤，给孩子消滞、清热。

独脚金瘦肉汤

材料： 独脚金 3g，猪瘦肉 50g。

做法： 将独脚金洗净，猪瘦肉焯水；锅中加约 3 碗水，煮沸后放入所有食材，小火煲 1.5 小时后即可调味服用。

功效： 消积清热，不伤正气，适合有"上火"症状、积滞化热的孩子服用。

用法： 独脚金偏寒凉，所以连服不宜超过 3 天。

适合年龄： 3岁以上孩子对证、少量，多次分服。蚕豆病患儿可服用。

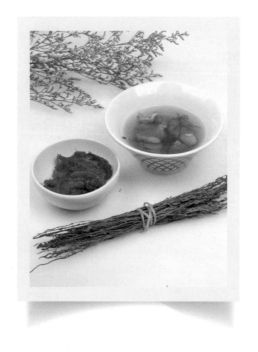

许教授叮嘱：

独脚金是我国珍稀濒危药材，价格比较贵，0.5kg高达上千元，家长购买时也要注意甄别真伪。

独脚金治疗积食的效果很好。不过，家长在使用时应多加注意，不可动辄就拿来用。独脚金药性偏凉，偶尔吃可以。如果孩子没有"热"象或长期使用，不仅没用，还可能伤及阳气，容易体弱多病。

如果孩子只是轻微积食，没有"热"象，建议先用三星汤 / 新三星汤调理，同时注意饮食控制，吃少，吃软，吃素。

包括前面介绍的独脚金瘦肉汤在内，独脚金相关的儿童食疗方都要慎用。孩子积热明显时，独脚金作为消食的中药材使用，一般1周1~2次，不超过3次。

最后提醒家长们，不要总是想着用消食的药去保护孩子的脾胃，强健脾胃最重要的方法是避免孩子积食，那么就要从日常的饮食喂养方法上去控制和避免。

其次，很关键的一点，消化好的时候注意健脾胃，脾胃好，才是孩子体质好的根源。脾胃运化正常，营养能够消化吸收，比服食再好的药物更有用。

第❸节

孩子积食、厌食，肚子胀痛，就用补气消滞汤

养育孩子时，很多家长会发现孩子往往呈现一种矛盾的状态：明明没吃什么东西，家长担心孩子饿着，刚想哄劝孩子吃点东西，但孩子却直喊肚子胀、肚子痛。在我们的固有认知里，只有吃多、吃撑时肚子才胀痛。怎么孩子没吃多少东西也会肚子胀呢？

孩子肚子胀气，是指胃脘部和腹部有胀满感，分为实胀与虚胀。

如果是实胀，孩子稍微吃一点东西就会觉得胀得慌，饿的时候胀满感则会缓解一些。这类孩子会很抗拒大人给孩子揉肚子，越揉越不舒服。

> 实胀通常是积食引起的，吃多了食物不消化，堆积在肚子里，仔细摸摸孩子的小肚子，甚至能感受到没消化干净的食物块。此时查看孩子的舌象，舌苔必然比较厚腻，往往还会伴随口气异味重等积食常见表现，晚上睡觉时，孩子喜欢趴着睡，或用玩具、小枕头压着肚子，睡着后小动作多，特别不安稳。

上述症状说明该给孩子消食导滞了！可以用好前面所说的三星汤/新三星汤，把肚子里的积食消下去，实胀自然就会较快速地缓解。

如果发现孩子没有明显积食的情况，肚子胀气为虚胀，通常表现为孩子无论饿还是饱，无论吃多还是少，都会觉得肚子胀痛，于是不想吃饭。此时，家长若是轻轻敲击孩子的肚子，会有"砰砰"闷鼓声，孩子也总想让家长揉揉肚子，平时还老是放屁。

虚胀调理起来会困难一些，它不像实胀是由于吃得太多引起的，而是由于长期喂养不当、反复积食形成脾虚造成的。虚胀的程度比实胀要重。

　　而且，虚胀的孩子大多瘦瘦小小、精神不足、食欲不振，其实核心问题还出在脾上——脾胃没有发育成熟，加上后天喂养不当加重了虚弱，不能运化食物，气血不能滋养肠胃，肠胃失于荣养，就会有胀气的感觉。这种情况反而需要补气而不是排气，只有理气健脾才是根本的解决办法，对此可以用补气消滞汤来食疗调理。

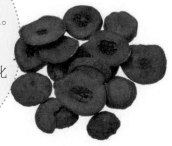

枳实

性味： 性微寒，味苦、辛、酸。

归经： 归脾、胃经。

功效： 破气，消积，散结，化痰，升阳。

　　补气消滞汤里主要是消积和理气的食药材。消积的食药材我们很熟悉了，比如经典的山楂；理气可用陈皮、佛手；此外还可以再加一味枳实。

　　中医认为，枳实可以治疗食滞于中焦造成的脘腹胀满，甚至疼痛的症状，也可以用于治疗大便不通，还可以化痰，消除气阻于胸的症状。这些食材再加上猪瘦肉一起煲汤，可以很好地给孩子消滞理气，还能起到攻补兼施的作用。

补气消滞汤

材料： 山楂 5g，陈皮 2g，枳实 5g，佛手 5g，猪瘦肉 50g，冰糖 5g。

做法： 将所有材料洗净后一同放入锅内，加约 1000mL 水，大火烧开后转小火煮 1 小时，饮汤即可。

功效： 补气消滞，调理气机。适用于胃胀、胃痛等脾胃虚弱引起的消化不良等症状。

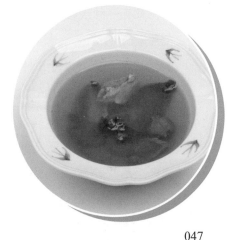

用法： 每次服用不超过 50mL，可连用 3 天。

适合年龄： 3 岁以上孩子，对证、少量多次分服。蚕豆病患儿可服用。

许教授叮嘱：

补气消滞汤的味道酸酸甜甜，大多数孩子都能接受。

熟悉中医药材功效的家长一定能发现，这道食疗方中的药材组成，既有理气健脾的成分，又兼顾了一些助消化的功效。这是因为，当孩子脾胃虚弱明显，时不时有虚胀的情况发生，往往也会时不时积食，导致肚子既会因为脾虚而胀，也会因为积食、食物无法消化而胀。调理的时候，则需以补气消滞汤攻补兼施。

通常我会叮嘱家长，要在孩子消化好、无病痛时才用食疗方，但有些孩子体质实在比较虚，且有实证，才不得已攻补兼施，即一边消积，一边健脾，一边补益，一边祛邪。

比如，当孩子有积食，并且家长已经积极地进行了消食导滞，多次以严格素食、配合新三星汤或保济口服液调理，但孩子的积食情况依然无法改善，方可考虑攻补兼施。

另有一种情况即如果发生胀气的是还在吃奶的1岁以内小婴儿，一般属于肠胀气，需要尽快调整乳食喂养方式。冲奶时，水量不变，奶粉要适当减量、冲稀，每次喝的量也要酌减。咨询医生后，可用藿香正气滴丸贴肚脐缓解肠胀气，每天1次，每次贴2小时。

还可以顺时针轻轻按摩宝宝腹部，辅助排气，1天1次，按的时候观察宝宝表情是否有明显不适。如有哭闹严重、抗拒明显的情况须尽快就医。

第❹节

孩子长期积食、爱生病，一补就上火，就用白术佛手汤

前面说到，帮孩子补"脾气"，最常用药材的就是太子参和白术，但太子参相对而言补益的强度更大，有的孩子脏腑娇嫩、体质敏感，很容易一补就"上火"，也就不太适合用太子参了。这时候可以用更温和的白术。

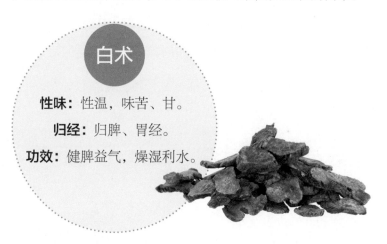

白术

性味： 性温，味苦、甘。

归经： 归脾、胃经。

功效： 健脾益气，燥湿利水。

白术可升可降，阳中阴也，被古人称为"补气健脾第一药"。它比太子参的补益力度稍弱，但同时兼有燥湿利水的功效，这对脾虚的孩子很重要。

脾虚的孩子脾胃运化不力，水湿内停，无法排出体外，在体内堆积成为垃圾，影响孩子五脏六腑的运作。而脾最是喜燥怕湿，所以孩子在潮湿的春夏脾虚湿困的症状往往会更明显。如果不及时祛湿，到了秋冬季脾失健运，水湿不能气化，容易凝滞聚结成痰，上贮存于肺，或者长期脾虚导致日久积食，郁而化热，炼液成痰，上犯于肺，都会导致咳嗽。这就是《黄帝内经》记载的"秋伤于湿，冬生咳嗽"的道理。

因此，脾虚的孩子用白术来健脾燥湿是最合适的。

白术相关的经典食疗方，首选白术佛手汤。这也是我最常推荐的健脾保健食疗方。它由白术、佛手、土茯苓、陈皮四味药组成。白术能健脾补气，佛手疏肝理气，这两味能加强对中焦脾土的呵护；土茯苓是清热祛湿的，能中和偏温的另三味药，使整个方子更安全、温和，十分适合脾虚、容易积食的孩子。

这个方剂十分温和，完全可以用来日常保健，在孩子消化功能正常、无病痛时都可以用。

需要重点介绍的，是白术佛手汤与三星汤/新三星汤的搭配使用方法。两食疗方强强联合，能一边消食导滞，一边健脾、补气、祛湿，这也是普遍适合孩子的攻补兼施方。我们先来看看白术佛手汤的具体服用方法。

白术佛手汤

材料： 白术 10g，佛手 6g，土茯苓 15g，陈皮 2g，可视情况加 50g 猪瘦肉。

做法： 将所有材料下锅，加约 600mL 水，小火煲至大半碗即可。

功效： 健脾化湿、理气疏肝、调和肝脾，适用于容易积食、口气异味重、胃强脾弱的孩子。

用法： 日常健脾保健，每次煲 1 碗（约 200mL），1 天内喝完。每周可服 2 次。

适合年龄： 3 岁以上孩子，消化功能正常、无病痛时少量多次分服。蚕豆病患儿可服用。

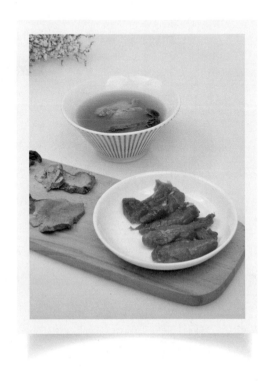

许教授叮嘱：

白术佛手汤有点苦，可以在汤中加点黄糖调味，中和白术和土茯苓的苦味，用超市买的黄片糖就可以了。

但要注意，有的家长爱加蜜枣调味，我不建议，因为蜜枣偏滋腻，容易碍脾胃，不建议脾虚的孩子用。

此外，白术佛手汤里也可以再加一点猪瘦肉，对孩子来说口感可能更好一点。但如果孩子日常消化不好，容易积食，就不要加猪瘦肉，或者只喝汤不吃渣。

有的家长想用茯苓换土茯苓。注意茯苓和土茯苓是两种完全不同的中药材，不可随意替换。有的孩子对土茯苓过敏，那么这道汤中可不加土茯苓。

如果孩子平时脾胃比较虚寒、湿气较重、反复积食、舌苔白、舌面总是湿答答的，可以给孩子用三星汤＋白术佛手汤，能起到攻补兼施的功效。

方法很简单，就是用三星汤中的3味材料，配合白术佛手汤中的4味材料（不建议加猪瘦肉）同时下锅，加2～3碗水，小火煲至大半碗，每周吃2～3次。

如果孩子容易大便干硬、拉"羊屎便"、便秘，可以把三星汤换成新三星汤，增加其润肠通便的功效。

攻补兼施的这两三天，记得让孩子完全忌口、素食，最好一点肉都不要吃，这类孩子脾胃功能很差，这时候最好一点肉汤都不要喝，整体效果也会更好。另外一点，攻补兼施的方法一般是在孩子有积食，尤其是已经使用消食导滞助消化＋完全素食3天后还有积食的表现时使用。

第5节 🎇

孩子脾胃受损，积食上火，反复咳嗽，就用三仁止咳方

《素问·咳论篇》中记载："五脏六腑皆令人咳，非独肺也。"脾胃不和，竟会导致孩子咳嗽。顾护好孩子的脾胃的重要性，自然不言而喻。

为什么积食会导致孩子咳嗽呢？

> 在中医看来，"脾为肺经之母"，孩子天生脾常不足，如果喂养不当，就容易出现积食。"脾为生痰之源，肺为贮痰之器"，积食会导致孩子脾胃虚弱，时间久了就会化热生痰，母病及子，上蒸于肺，引起肺气不宣，就会出现积食咳嗽的症状。

如何快速判断孩子积食咳嗽：

看病程：孩子咳嗽时间长且反复；往往先出现积食，后出现咳嗽。

看舌苔：舌苔厚，舌苔白或黄腻，还伴有明显的口臭。

看大便：大便不正常，可能含不消化食物残渣，味道酸臭。

看咳嗽症状：咳声重浊，但咳嗽不剧烈，痰白稠或清稀，量多；积食化热时，咳声沉，痰稠色黄，不易咳出。

看咳嗽时间："五更嗽多者，此胃中有食积，至此时流入肺经。"积食咳嗽的孩子，有时咳嗽症状会在五更（3—5点）加剧。

除此之外，积食咳嗽，多少都是受到外界病邪侵袭所造成的。积食的时候，孩子脾胃受损、正气不足，抵抗力也会随之下降，很容易受到外邪的侵袭，肺气的宣发肃降受到影响，由此出现咳嗽。

所以，如果孩子积食、咳嗽，感冒的症状又比较明显，如出现流鼻涕、打喷嚏、喉咙不适等症状，除了消积，还要对证服用感冒药驱逐外邪。

抛开外感，针对积食咳嗽这方面，该如何调理好孩子呢？

积食咳嗽，本质上是由积食引起的，因此调理的方法十分简单——消积食、缓解咳嗽。为孩子消食导滞，推荐家长们使用前文介绍的新三星汤＋素食，给孩子持续服用3天，一般情况下积食就会有所改善，咳嗽也会随之缓解。

新三星汤中的组成材料中含有一种叫莱菔子的食药材。中医认为，莱菔子具有消食除胀、降气化痰的功效，在消食导滞的同时，又有不错的化痰止咳的功效，对于积食咳嗽患儿再适合不过了。

对于 1 岁以上的大宝宝们，如果发现孩子积食比较严重，已经化热了，舌苔黄厚，有热气上火的表现，使用新三星汤之余，还可以加用一些清热消积的中成药，比如保和口服液或小儿消积止咳口服液。

如果在消积期间，孩子的咳嗽比较明显，还可以给孩子喝儿童三仁止咳方（杏桃宁固体饮料原方），缓解咳嗽症状。

三仁止咳方（杏桃宁固体饮料原方）

材料： 南杏仁 10g，桃仁 5g，莱菔子 8g。

做法： 材料下锅，添入 2 碗水，2 碗水煲至 1 碗水即可。

功效： 止咳、化痰、理气，适用于缓解小儿咳嗽症状。

用法： 缓解咳嗽，可连用 3 天。

适用年龄： 2 岁以上孩子，对证、少量多次分服。蚕豆病患儿可服用。

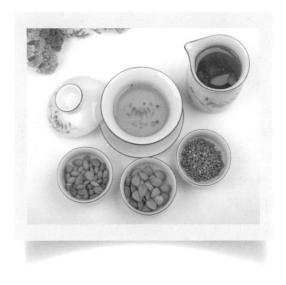

在缓解咳嗽方面，各位家长还可以用白萝卜止咳的方法。

白萝卜味辛、甘，性凉，归肺、胃经，具有清热生津、凉血止血、化痰止咳的功效。

入秋后，孩子因天气干燥引发燥咳，出现反复咳嗽、咳黄痰、口干、咽痛、便秘、尿赤、身热、伴有喘息等症状，这时食用白萝卜的效果就很好。

而且，能止咳的不仅是白萝卜。前面提及的下气、止咳的莱菔子，其实就是白萝卜的种子；白萝卜皮也有顺气化痰的功效，还能促进胃肠蠕动、助消化。

白萝卜相关的止咳食疗方有很多，这里给大家介绍白萝卜陈皮水。食疗方中的陈皮能理气健脾、燥湿化痰，与白萝卜皮搭配，可以起到化痰止咳、健脾和胃、理气消胀的作用，也适用于积食咳嗽的孩子。

白萝卜陈皮水

材料： 陈皮 3g，白萝卜皮 50g。

做法： 将陈皮、白萝卜皮倒入锅中，锅中加入适量清水，大火煮沸后小火再煮 10 分钟，加入适当冰糖调味即可。

功效： 行气止咳，健脾化痰。

用法： 缓解咳嗽，可连用 2 ~ 3 天。

适用年龄： 2 岁以上孩子对证、少量多次分服。蚕豆病患儿可服。

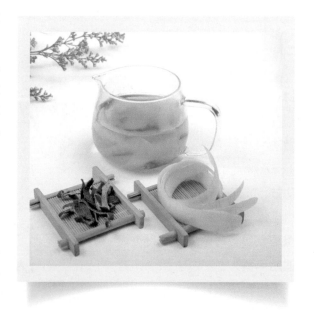

许教授叮嘱：

曾有位家长称孩子积食咳嗽时，给孩子喝白萝卜皮煮水的同时，又清淡素食了 1 周，孩子的咳嗽症状就消失了。这其实就是在给孩子顾护脾胃的同时，适当地用行气止咳、健脾化痰的食药材让孩子止咳。

也有1岁以下的小宝宝积食咳嗽，家长通过学习了解中医育儿的相关知识，短期内减少喂奶量和辅食量，同时将8g炒莱菔子碾碎、泡水、滤渣，盛至容器内给宝宝喝。脾胃消化好转后，宝宝的咳嗽也好了。

孩子一咳嗽，家长们往往会很紧张。但是，以儿童较为常见的积食咳嗽为例，其病机并不复杂。咳嗽是身体平衡被打破时出现的症状，有中医育儿知识"傍身"的家长必然知道，调理孩子身体，调理的是根本，改变的是病机，而不能仅盯着孩子身上的个别症状，急忙给孩子喂止咳药止咳，而忽略了调理脾胃才是根本。

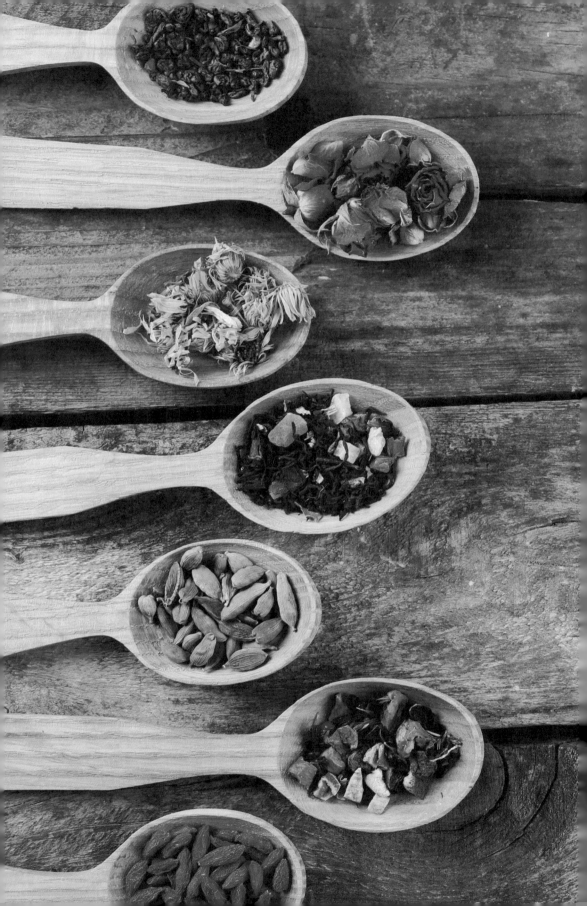

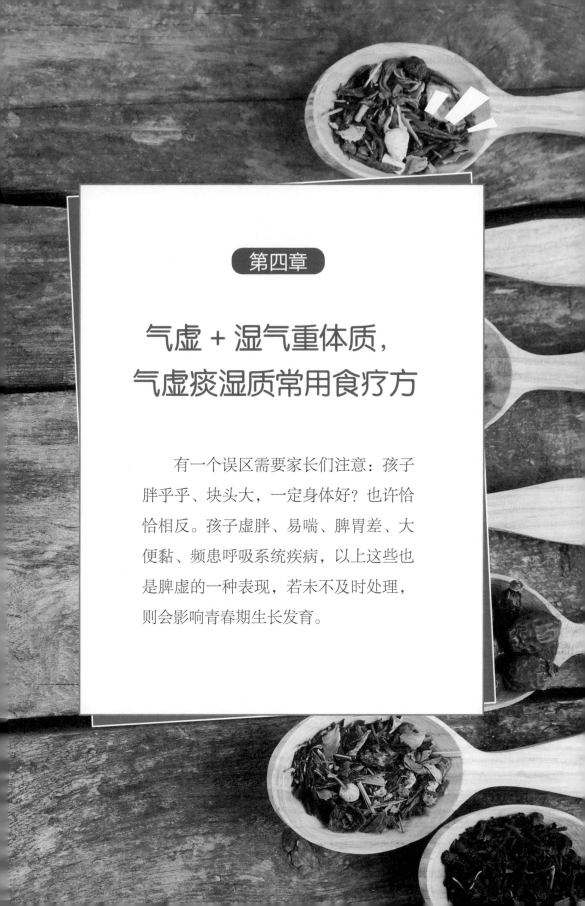

第四章

气虚 + 湿气重体质，气虚痰湿质常用食疗方

有一个误区需要家长们注意：孩子胖乎乎、块头大，一定身体好？也许恰恰相反。孩子虚胖、易喘、脾胃差、大便黏、频患呼吸系统疾病，以上这些也是脾虚的一种表现，若未不及时处理，则会影响青春期生长发育。

我的小患者中，有不少虚胖的、看起来无精打采的"小胖墩"，也有患有鼻炎、腺样体肥大的孩子，通常这样的孩子体内都有"湿"，体质上属于气虚痰湿质。

一提到"湿"，可能会有家长说，自己居住的城市并不会潮湿多雨，孩子怎么也会痰湿重？

其实，湿气分为外湿和内湿。外湿，指因外部环境影响体内水平衡所致的湿气，比如气候潮湿、环境潮湿、冒雨涉水等。外湿入侵，孩子就会外感湿邪，湿邪又是自然界常见的"外邪"之一，很容易与其他病邪相结合，导致孩子生病。

而内湿，则是指脾无法将体内的水湿正常运化为濡养五脏六腑的津液，导致"水湿内停"，成为湿气在体内形成阻滞，伤害孩子身体的内部运作系统。

> 外感湿邪和内生湿浊虽然在形成机理上有所区别，但二者常常是互相影响的，如果内湿外湿夹攻，就容易引起孩子一系列的疾病。

导致孩子气虚兼夹痰湿质的主要原因有三方面。首先也是最重要的一个原因，就是脾的功能不足，对水湿的运化主要靠脾，脾土损伤了，没有能力正常"工作"，体内的湿气自然就排不掉。其次是饮食，吃过多肥甘厚腻，或寒凉冰冻的食物，损伤中阳之气，影响消化，消化不了，食物在体内堆积成"湿垃圾"。最后是外部环境潮湿，尤其是在南方湿热的春夏，孩子的身体容易变得懒怠、没精打采。

痰湿质的孩子具体有什么特点呢？

① 大多形体虚胖，肌肉松软、不紧实，尤其腹部肥满，小肚子比较明显。

② 面色苍白无血色，容易疲倦，不爱走动，还嗜睡，睡着容易有鼾声。

③ 饮食习惯不好，偏爱吃甜食和油腻的东西，容易积食、厌食，消化不好，稍微吃多就容易腹泻。

④ 舌体胖大，舌苔厚腻；大便稀溏不成形，容易粘马桶，不好冲掉。

⑤ 皮肤油脂多，头发容易油腻，出汗多，汗液黏腻、气味大，严重者汗渍留在衣服上呈淡黄色。

⑥ 体质易过敏，呼吸系统脆弱，很容易感冒，咳嗽容易痰多，咳起来很难断尾。严重者容易患慢性支气管炎、慢性咳嗽、慢性鼻炎、支气管哮喘等；另外患腺样体肥大、过敏性鼻炎者多。

但不管是外湿还是内湿，首先伤及的是脾土，故祛湿重在护脾。

痰湿质的孩子受湿气的伤害，主要在于湿困脾土会对脾有进一步损伤；还会导致体内的气机受湿气阻碍无法正常运转，更容易生病；湿邪伙同寒、热、风邪等入侵人体，还会造成孩子外感咳痰，即便感冒好了，还可能咳嗽不断，非常难调理。

所以，要减轻痰湿质孩子的症状，让孩子体内的湿气正常排出，最重要的就是要祛湿和健脾。怎么做呢？可以让孩子对证服用一些安全有效的食疗方。

第❶节

孩子舌白苔腻有齿痕，大便黏腻冲不掉，就用四星汤

前面说到，对于严格控制饮食、多次使用消积方也无法除掉的积食，要考虑攻补兼施的方法或就医调理。不过，有一种情况，会给孩子体内的"废料垃圾"加一层"金钟罩"，使它们黏腻难祛，那就是湿气重的情况。

中医认为，水湿、痰饮本身有黏腻的特征，"湿气重，百病生"，因为湿气会阻碍气机运转、妨碍脏腑正常工作。孩子脾胃虚弱，无法顺利运化水液，体内积淤的废水便成为湿气，进一步拖累脾胃。

所以，湿气重的孩子，往往也频繁有积食，而且积食特别难消。

如果家长养成每天10秒看消化的习惯，如果发现孩子舌苔白厚，像糊了厚厚的一层奶粉，舌体胖大，舌头边缘有齿痕，还发现孩子大便容易粘马桶，基本可以判断孩子的体质是气虚痰湿质。

此时，用三星汤/新三星汤比较难除湿滞，需要给汤方再加一味木棉花变成四星汤，就可以很好地给孩子祛湿。

木棉花

性味： 性偏凉，味甘、淡。

归经： 归脾、胃、大肠经。

功效： 消热祛湿，解毒止血。

古语云："千寒易除，一湿难去。"尤其在春夏季节，外湿很容易渗透到孩子体内，湿气遇寒成为寒湿，遇热成为热湿，遇风就成为风湿。而孩子若是脾虚，本身体内也很容易形成内湿。所以，有时我也会推荐岭南地区的家长在春天多给孩子用木棉花祛湿保健。

最简单的祛湿糖水：

可以单用木棉花10g煲水，水开后加适量冰糖调味，1周1次，1岁以上孩子可以喝。

有的家长喜欢泡薏苡仁水祛湿。其实，薏苡仁是比较寒凉的，"儿为虚寒"，选木棉花给孩子祛湿，比选薏苡仁这类具有强力祛湿功效的食药材更合适。木棉花虽然性偏凉，但相对来说更温和，祛湿的功效也不会过猛，不至于反伤津液。

总之，当孩子出现消化不好，体内湿气重，甚至有轻微湿热，表现出大便臭味重，有点拉稀，黏腻、软烂不好冲掉等状况，只要平时体质不会虚得厉害，喝四星汤是比较合适的，消食导滞的同时，可轻微清热祛湿。

建议尽量在药店购买木棉花，更方便、卫生。不建议自行采摘路边的木棉花。

四星汤

材料： 谷芽10g，麦芽10g，山楂3 ~ 5g，木棉花5g。

做法： 将所有材料下锅，加约2碗水，大火烧开后转小火，煮成半碗，即可服用。

功效： 消积祛湿。适合出现积食症状、湿气重、有湿热的孩子。

用法： 配合素食连服3天。

适合年龄： 1岁以上儿童，对证、少量多次分服。蚕豆病患儿可服用。

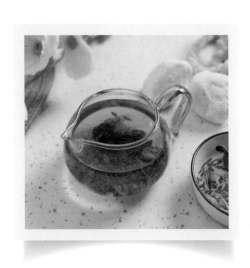

许教授叮嘱：

四星汤在三星汤的基础上加了一味祛湿的木棉花，木棉花药性温和，小宝宝也可以喝，所以1岁以上的孩子都可以对证服用。

1岁以下的小宝宝暂时不需要考虑祛湿的问题。如果宝宝出湿疹，有可能是妈妈怀孕时吃得过于补益、滋腻造成的，把"胎毒"传给了宝宝，又通过湿疹诱发出来。在控制饮食、消积的同时，可以给宝宝喝点茵陈煮水，必要时须就医用药。

婴幼儿祛湿方：

用5~8g茵陈给宝宝煮水喝，1天1次，连服1周，有清热祛湿、清除胎毒、调理新生儿黄疸的功效，治疗新生儿黄疸时，可用茵陈5g+白术8g，煮水喝。

服用四星汤要注意药量，虽然木棉花不是特别寒凉，但毕竟"儿为虚寒"，到底是不耐寒凉的。有的家长在木棉花花期几乎每天都用它给孩子煲汤熬粥喝，显然是不适合的。长期服用木棉花，容易伤阳。所以，每次使用的木棉花，量要控制在5~10g，有湿滞时才对证连饮3天之后如还需要祛湿滞，建议停4~7天再考虑，其间可通过清淡饮食呵护脾胃。

如果北方的家庭不容易见到木棉花，也可以用同样具有清热祛湿功效的食药材如火炭母、茵陈、布渣叶、薏苡仁、白扁豆或土茯苓等替代，具体用量都是10g。

如果孩子本身体质虚寒明显，或寒湿重，可以在四星汤基础上再加2g陈皮，变成五星汤，食用方法和四星汤一样。

第❷节

孩子虚胖浮肿、肌肉不结实，倦怠懒动，就用陈皮瘦肉粥

俗话说"十胖九虚"，痰湿体质的孩子大多体形偏虚胖，"小胖墩"比较多，看起来胖乎乎的，好像很壮，其实摸一摸身上的肉，会发现软软的，不结实，肥肉比较多。无论从身体健康还是情志呵护的角度，都有必要给这样的孩子减重。"孩子长得胖证明养得好"早已是错误的旧观念了。

教家长一个计算孩子是否超重的简单公式：

1～6月龄孩子的正常平均体重（kg）=3+0.7×月龄

7～12月龄孩子的正常平均体重（kg）=7+0.5×（月龄-6）

2～12岁孩子的正常平均体重（kg）=8+2×年龄

孩子的实际体重相较正常平均体重上下浮动10%都属于正常。如果孩子体重比同龄人的平均体重高20%，就需要警惕肥胖症了。

体内湿气不除，滞留在体内，一方面湿入皮下，影响皮肤细胞的新陈代谢，降低脂肪燃烧效率，从而导致肥胖；另一方面湿气困住了运化水湿的脾土，脾的功能肯定就弱了，消化功能也不会好，孩子容易积食。严重者，还会影响到肾功能，导致孩子眼袋大、浮肿。

通过食疗方，可以清一清孩子体内的痰湿。比较简便的方法是用好陈皮这味药材。有俗语云"一两陈皮一两金"，说明陈皮有相当高的药用价值，尤其是对于湿浊中阻导致的胸腹胀满、倦怠纳呆等证有帮助，也就是健脾祛湿功能很强大。

推荐用猪瘦肉和粳米加上陈皮一起煲粥，可起到很好的祛除痰湿作用，还可以让粥水口感更好，帮助孩子开胃而且吃得更有营养。

须注意，选购陈皮的时候，并非越陈、放置越久的陈皮越好，不必重金购买几十年的老陈皮，只要闻起来有陈香味、颜色为棕黑色即可。

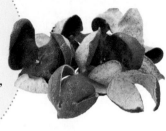

陈皮

性味： 性温，味辛、苦。

归经： 归肺、脾经。

功效： 健脾行气，消食导滞，止咳化痰，和胃止呕。

陈皮瘦肉粥

材料： 陈皮 2g，猪瘦肉 25g，粳米 50g。

做法： 将所有材料下锅，加约 600mL 水，大火烧开后转小火，煲至米粥软烂即可调味温服。

功效： 健脾养胃，行气燥湿，适合脾虚湿困引起的痰湿质孩子。

用法： 日常保健，每周不超过 2 次，当周可同时饮用其他健脾方。

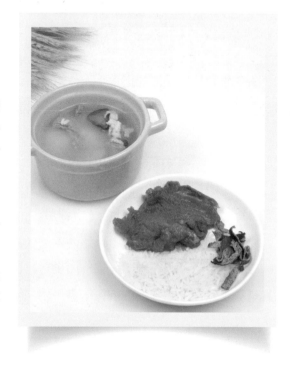

适合年龄： 2岁以上孩子，消化好、无病痛时少量多次分服。蚕豆病患儿可服用。

注意： 陈皮性温，有热证不建议用。

许教授叮嘱：

陈皮虽好，可不能贪多。我们知道，陈皮是经典的理气中药，但过度理气，对孩子身体也会造成损耗。有的家长每天给孩子泡一点陈皮水带去幼儿园喝，这个做法并不推荐。

对孩子来说，日常无论是用陈皮入粥、入膳，还是泡水、煲汤，每次用量不建议超过2g，每周不超过2次。此外，1岁以下孩子肠胃能力较弱，服用陈皮容易对肠胃造成刺激，不建议用。有热证的孩子，比如舌头红、有热咳时，也不建议用陈皮食疗方，否则会让孩子体内热证难消。

除此之外，在服用陈皮食疗方减轻痰湿症状的时候，要特别注意日常饮食习惯的改变，如戒掉饮料，多喝温白开水；吃饭细嚼慢咽，不要吃太快，也不要吃寒凉、肥甘厚腻的食物，少吃零食；烹煮应少糖、少油、少盐，最好以蒸、煮、炖代替煎、炸法。

虚胖的"小胖墩"们尤其注意做适度有氧运动，如游泳、慢跑、散步等。"动辄生阳"，脾胃的阳气得到提升，有助于祛除痰湿之邪。但又不可做过于剧烈的运动，否则容易损耗阳气，适得其反。

第❸节

孩子大便软烂稀溏、翻来覆去睡不好，就用白扁豆茯苓大枣汤

不少家长反映，孩子总是拉不出成形的"黄金便"，大多数时候都是不成形的稀溏便，湿湿黏黏的，而且孩子总喊肚子不舒服，夜里睡觉也烦躁得很，翻来覆去睡不着。

其实，这是典型的痰湿体质特征，孩子中焦脾土明显湿气重了，需要祛湿。调理孩子的痰湿质，尤其是处理脾虚水湿，最常用的药材就是茯苓。

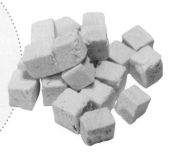

茯苓

性味：性平，味甘、淡。

归经：归心、肺、脾、肾经。

功效：健脾祛湿，利水渗湿，宁心安神。

茯苓使用范围很广，大多数调理孩子脾胃的食疗方中都有它的身影。一些滋补的药膳汤方中白色的方块状颗粒，有点像粉葛又像芋头的，就是茯苓。

《用药心法》称茯苓为"除湿之圣药"，说它能补阳、益脾、逐水、生津、导气，真是"神通广大"。而且，它的药性很平和，在健脾的同时能去中焦脾土水湿而不伤津，还能扶正气，对于天生脾胃虚寒的孩子再适合不过了。

茯苓入汤、煮粥都是很合适的，而且"百搭"。日常给孩子煮粥时，可以这样搭配组合：

茯苓10g、白术10g、炒白扁豆10g、陈皮1～2g、炒薏苡仁10g。以上食材选1～2种，搭配煮成粥，就是很好的儿童祛湿粥，2岁以上孩子都可以服用。

对于已添加辅食但暂未到年龄服用祛湿食疗方的宝宝，可以煮茯苓粥水保健。

适用年龄最小（添加辅食后即可）的健脾方：

用15g茯苓和粳米30g一起煮成茯苓粥，1～2周喝1次（1岁以内的孩子隔渣只喝小半碗粥水），可以健脾保健。

给痰湿质的孩子调理体质，一方面要祛痰湿，另一方面要健脾，只有脾气健运，才能改善湿气难除反复困扰孩子的情况。

选购茯苓的时候要注意，质量好的茯苓体重坚实，外皮呈褐色而略带光泽，皱纹深，断面白色细腻。通常我们见到的颗粒状茯苓，如果咬一咬有些粘牙，便是好的；那些入口有粉质感，或口感较脆的，有可能不是真茯苓。此外，不建议挑选存放时间超过3年的茯苓。

和茯苓名字极其相似却完全不同的土茯苓，大多呈片状，它也有祛湿功效，但不像茯苓一般兼顾了健脾的功效，更多是清热毒，解疹疮，祛四肢关节之湿，家长要注意区分。

白扁豆茯苓大枣汤

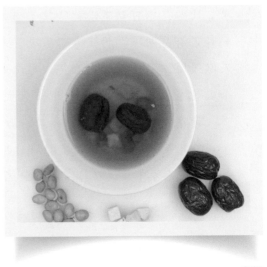

材料： 茯苓10g，白扁豆10g，去核大枣3个。

做法： 白扁豆泡水1小时，和其他材料一起下锅，加约600mL水，大火烧开后转小火煲至100mL即可。

功效： 健脾和胃，祛湿利水，宁心安神，适合痰湿质孩子。

用法： 日常调补保健，每周服用 1 ~ 2 次。

适合年龄： 2 岁以上孩子，消化好、无病痛时少量多次分服。蚕豆病患儿可服用。

许教授叮嘱：

帮痰湿质的孩子有效祛除身体里的湿气，除单用茯苓外，白扁豆是茯苓的好拍档，二者经常搭配适用。白扁豆也被称为"豆中之王""脾之谷"，性味平和，能去湿浊而不燥烈，不损伤中阳之气，能使脾胃健运。

有家长担心给孩子食用白扁豆容易导致便秘。需要注意的是，炒白扁豆祛湿效果更强，本身也更温燥一些，确实有一定的健脾止泻作用。如果孩子大便干结难解，平时祛湿保健时不建议用炒白扁豆，用白扁豆是无碍的。

日常大便软烂偏稀、内湿比较明显的孩子，也可将本方中的白扁豆换成炒白扁豆，家长根据孩子个体情况调整即可。

此外，家长给孩子祛湿时，一些常见的祛湿误区家长要避开。比如，不可动不动就给孩子喝凉茶祛湿。凉茶中除了祛湿的药外还有些寒凉之物，专门用凉茶来清热的孩子，常饮凉茶会伤及孩子脾阳，反而加重湿气。再比如，日常给孩子吃水果、蔬菜和其他食物时也要注意避开容易生湿的寒凉之物，如香蕉、西瓜、奇异果、竹蔗、苦瓜、螃蟹、海螺等不建议常吃。

与其等孩子已经变成痰湿质后再诸般调理，不如尽早"治未病"，防患于未然，在日常饮食中就注意避免寒凉和湿气。

第❹节

孩子春夏神思疲倦、提不起精神，夜里尿床，就用小儿祛湿粥

孩子脾常不足，尤其到了春夏，天气渐渐炎热，脾也会"困倦"，对水湿的运化能力变差，孩子特别容易犯湿邪，动不动就会湿气重。中医讲"百病湿为首"，防止孩子湿气过重，只要做好祛湿，孩子就不会总是生病了。

但家长们容易一味祛湿，而忽略健脾。水湿要靠脾来运化，如果脾的功能弱了，就要靠外力来祛湿，无法形成良性循环，而且容易损伤中阳。所以应该一边祛湿，一边健脾。

祛湿的食药材中，有薏苡仁，但薏苡仁性凉，且健脾的功能稍弱，不利于孩子的虚寒体质；怀山药（又称淮山）、山药倒是能健脾，但如果单独使用又不能祛湿。既能祛湿，又能健脾的，是一种不起眼的小豆子——芡实。

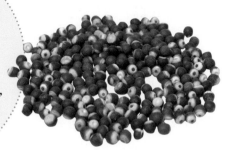

芡实

性味： 性平，味甘、涩。

归经： 归脾、肾经。

功效： 健脾止泻，补中益气，除湿，益肾，固精。

芡实生长在池沼湖泊中，和莲藕、茭白、荸荠等8种植物并称为"水八仙"，芡实还有"水中人参"的美誉，但它更为老百姓熟知的名字是"鸡头米"。

芡实最大的功效在于健脾、祛湿，而且敛而不燥不腻不留邪，药性也十分平和，适合给孩子对证使用。

痰湿质的孩子体内"能量"不足，湿气有余，芡实一方面能去掉孩子体内的湿气，让身体获得轻松感，消除疲倦；另一方面，可调整消耗的脾胃功用，补益脾胃，让它获得动力，可谓是既"除障"又"加油"。此外，芡实还能固精补肾，肾气好，中阳才健旺，对于经常夜里睡觉尿床的孩子，服用芡实食疗方，效果是比较明显的。

芡实有好几种，家长选择的时候可以留意：

白芡实是剥去了外皮的鲜品，新鲜易煮，但不易久存，日常食用价值高于药用价值。

红芡实是未去皮的干燥品种，药用价值更高一些，耐存放，但是不容易煮熟，其主要功能是补肾固涩。

炒芡实是经过炒制的芡实，更适合用于健脾开胃。

最简单的芡实祛湿方：

用6~10g芡实煮粥，给孩子喝粥水，2岁以上孩子可服用，每周2次。年龄大一点的孩子也可以吃粥，但里面的芡实最好不吃。

孩子春夏脾虚、湿气重，受湿气影响导致精神困顿不佳的，可以用这道粥：

小儿祛湿粥

材料： 芡实8g，去心莲子8g，粳米50g。

做法： 将芡实提前浸泡1~2小时，上述所有材料下锅，加水，小火煮1小时至粥软烂，滤渣喝粥水。

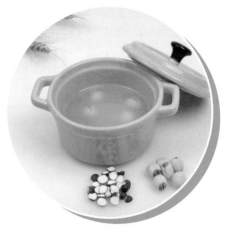

功效： 健脾祛湿，养心安神。

用法： 日常调补保健，可以每3天喝1次。

适合年龄： 1～3岁的孩子只喝粥水，3岁以上的孩子可以吃米粥、不吃渣，消化功能正常、无病痛时少量多次分服。蚕豆病患儿可服用。

注意： 这道粥不建议和牛奶同时服用，二者至少间隔半小时食用。

许教授叮嘱：

孩子在春季寒湿比较重或夏季炎热的时候，容易多吃寒凉冷食且贪凉爱吹空调，这道小儿祛湿粥可以作为日常保健食疗方。

其中，莲子是"脾之果"，具有非常不错的补脾益肾、收敛止泻、养心安神的功效。有的家长在购买莲子时犯难，发现莲子有红莲子和白莲子之分。一般来说，红莲子的口感较硬，但补肾、补血、安神的效果更好；而白莲子的口感香糯，健脾、护肺气的功效更强。用来给孩子烹煮食疗方，其实不必纠结选哪个，二者都可以的。如果用水煲糖水，白莲子口感更好，没有涩味。

需要注意的是，莲子是好物，但莲子心是苦寒的，不仅孩子不爱，莲子心的寒凉还伤脾胃。无论哪种食疗方，使用莲子前都要先去心，去心后的莲子，养心、安神、健脾胃的功效也会更强。

除此之外，芡实、莲子都是比较难消化的，孩子本身消化功能有限，因此更要控制好用量。这两味食药材还有收湿的功效。如果孩子正在便秘中，拉"羊屎便"，或感觉口干、小便赤短的时候，暂时就不要吃含芡实、莲子的食疗方了。想要宁心安神的话，可以用8g干百合、适量银耳煮糖水、粥食用。

第❺节

孩子不思饮食、消化较差、精神不佳，就用神曲柑普茶

孩子气虚痰湿体质的形成，因孩子吃下去的食物不消化，堆积在体内，长期积滞，导致生湿生痰，黏着在体内，还引起气机不畅所致。所以，要解决孩子的痰湿质，一要消积，二要化痰。在讲到消食导滞的食药材时，往往会提到神曲。

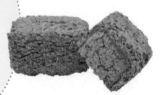

神曲

性味： 性平偏温，味甘、辛。

归经： 归脾、胃经。

功效： 下气调中，止泻开胃，化水谷，消宿食，逐积痰，治小儿胸腹坚满。

简单理解，神曲主要功效为消除在体内时间比较久的积食，同时还能化开久积的痰。

常见的消食导滞药，如保和口服液、大山楂丸、焦三仙等，都含有神曲这一味食药材。神曲不像别的很多药材是天然的，而是由辣蓼、青蒿、杏仁泥、赤小豆、鲜苍耳子加入面粉或麸皮后发酵而成的一种糖剂。在"消食导滞食药材家族"中，神曲主要用于消米面宿积，孩子吃了过量的米饭、包

子、馒头等面食所致的积食腹胀，用神曲就都能很好消化。

神曲还与陈皮的功效类似，能理气化痰，恢复脾胃之气。因此，当孩子体质虚寒，又有积滞，或者兼有外感风寒时，用神曲，尤其是炒神曲或焦神曲制成食疗方服用，其温性可以帮助孩子解表退热、消积化痰。

神曲怎么吃，又能怎么做成食疗方呢？一般来说，不能直接用神曲煮粥，否则煮出来会成糊状，味道也比较苦，孩子不好接受。

可以用神曲入茶，制成一道神曲柑普茶，泡煮神曲的时候用布包裹，用柑普茶的回甘掩盖神曲的微苦，就适合日常保健服用了。尤其是外出吃大餐或旅行的时候，带一壶神曲柑普茶在身边，能随时给孩子补充津液，有效应对脾虚湿困引起的消化不良、胃脘饱胀，饱餐一顿后再喝一点，还能有效消除胃积，预防吃撑积滞。

神曲柑普茶

材料： 神曲半块（约3g），柑普茶叶5g。

做法： 在锅内注入600～800mL水，将神曲用干净的布包好，下锅；水烧开之后隔去药渣，在水中加入柑普茶叶，泡服。

功效： 消食和胃，化湿化痰，适用于痰湿质孩子因脾虚湿困导致的消化不良、纳呆食少。

用法： 每周1次，代茶饮。

适合年龄： 3岁以上孩子，对证、少量多次分服。蚕豆病患儿可服用。

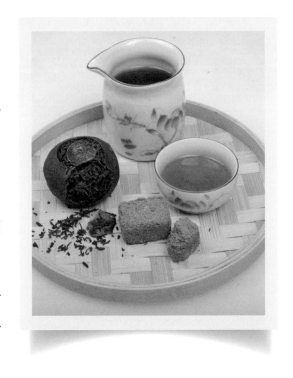

许教授叮嘱:

有的家长比较担忧:"那么小的孩子也能喝茶?"

其实,3岁以上的孩子是可以喝点茶的,不过建议选性偏温的茶,如铁观音、大红袍、熟普洱等。像绿茶、白茶这些偏寒凉的,就不那么适合了。

这道食疗方中,柑普茶是偏温的,本身就有暖脾胃、助消化的功效,对孩子的肠道消化也有益处。还可以加点黄片糖或麦芽糖调味。

有的孩子如果胃寒比较明显,如一喝茶就会胃痛的,可以换掉柑普茶叶,用2g陈皮、3g神曲泡水喝。

第❻节

孩子有痰咳不出、喉咙黏腻、分不清寒咳热咳，就用南北杏煲猪肺汤

俗话说"名医不看咳"，孩子咳嗽原因复杂、种类繁多，很难下结论。气虚痰湿质的孩子，呼吸道功能往往也很虚弱，容易产生很多与肺相关的小症状，稍不注意就容易引发呼吸道感染，感觉嗓子间黏腻有痰，想咳却咳不出，特别是一躺下睡觉更容易咳。

痰湿质孩子的咳嗽有痰，分为"有形之痰"和"无形之痰"。有形之痰，顾名思义，是看得到的痰液，它停留在肺部，裹挟着病菌等"脏东西"，通过咳嗽排出体外，是身体排出外邪的一种方式；无形之痰就麻烦得多，它是肉眼看不到的痰，存在于人体的脏腑经络、皮里膜外、四肢百骸中，隐藏颇深，可以在全身上下流窜，随气流动，也可能停留在某处，阻碍身体的气机。

比起有形之痰，痰湿质的孩子更应当注意无形之痰，这类痰往往很难咳出。它的病位在脾，脾乃生痰之源，而肺为贮痰之器，我们知道脾为肺母，"母病及子"，脾虚自然导致肺虚，造成脾肺气虚、无力推动痰液咳出的情况。这就是很多孩子有痰咳不出的原因。

针对痰湿质咳嗽的情况，该如何止咳、治咳？不可不了解杏仁。

杏仁有南北之分，南杏仁味道偏甜，也叫甜杏仁，相对更滋润，生津润肺的功效更显著，因此多用于食疗方中；北杏仁味道偏苦，也叫苦杏仁，其降气平喘的功效更显著，以药用为主。

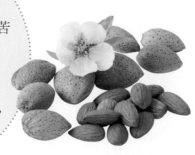

性味： 性温，甜杏仁味甘，苦
　　　　杏仁味苦。

归经： 归肺、脾、大肠经。

功效： 宣肺止咳，降气平喘，
　　　　润肠通便。

　　孩子外感咳嗽，遵医嘱用药的同时，可以用三仁止咳方缓解咳嗽，让孩子在病时获得更好休息。

三仁止咳方

　　南杏仁10g，桃仁5g，莱菔子8g，400mL水煲至50～100mL水，视情况连服3天，2岁以上孩子可对证适用。对于缓解外感咳嗽有效，但不可完全代替外感药物。

　　而在用食疗方调理痰湿质咳嗽的时候，需要兼顾化痰祛湿和健脾养肺，其根本关键是对脾胃的呵护。给大家介绍一道适合痰湿质咳嗽患儿的食疗方——南北杏煲猪肺汤，用润燥止咳的南北杏仁，搭配补肺止咳的猪肺、祛湿的芡实和健脾的山药，可以缓解孩子已无外感炎症，却仍时不时有几声咳嗽的情况，平时也可以作保健用，预防咳嗽。

南北杏煲猪肺汤

材料： 南杏仁10g，北杏仁5g，猪肺1个，芡实10g，山药10g。

做法： 猪肺清净切条；所有材料下锅，加约5碗水，大火烧开后转小火，煲至约 30 分钟即可。

功效： 宣肺止咳，理脾顺气，用于痰湿质严重、咳嗽不止，或呼吸道感染病愈后收尾、保健用。

用法： 缓解咳嗽，可连用 3 天，最多不超过 5 天；预防保健用，可每周 1 次。消化功能稍弱的孩子，建议只喝汤不吃肉。

适合年龄： 3 岁以上孩子，对证、少量多次分服。蚕豆病患儿可服用。

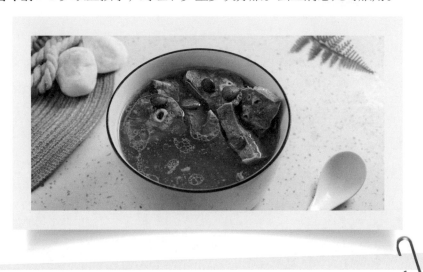

许教授叮嘱：

有的家长不太会处理猪肺，对于这些家长而言，这道食疗方中的猪肺也可换成50g左右的猪瘦肉。

有的家长担心北杏仁有毒，一般来说，用北杏仁入药，每天不超过10颗，一般使用3天，使用前注意处理，去掉外皮和尖端，用水浸泡半小时，就能减少杏仁的毒性，不会有大碍。

为了增加药效，在杏仁下锅之前，还可以把杏仁捣碎。年龄小的孩子吃的时候注意安全，必要时给孩子滤渣，避免被杏仁、芡实等呛到。

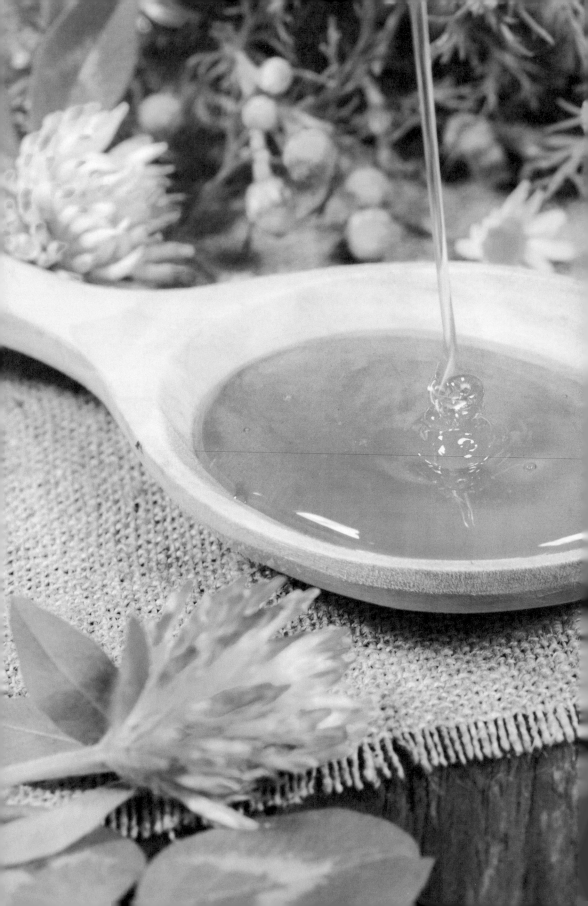

第五章

气虚 + 湿毒郁热体质，
气虚湿热质常用食疗方

　　孩子的体质并非一成不变。气虚质的孩子受后天影响，可能会出现体质兼夹的复杂情况。气虚夹湿的孩子如果长期得不到妥善的呵护调理，湿遇热则变为湿热。家长一定要认真为孩子调理，避免孩子的身体出现更复杂、难愈的情况和疾病。

每年一到春夏，甚至一年四季，到儿科看湿疹的孩子总是很多。湿疹是很典型的湿热病，主要因为孩子体内有湿，湿气滞留久了没有排出，于是转化成热，而小孩子腠理疏松，这股湿热就很容易通过皮肤透发出来。

在儿科临床中，体质为湿热的孩子不少见。湿热质也由气虚质演变而来。气虚影响孩子的抗病能力和消化功能，孩子长期积食和消化不良，会使得痰湿入里化热，加上外界气候、居室环境等因素的影响，时间久了就形成了湿热体质。简单来说，就是由"湿"生"热"。所以归根结底，产生湿热的根由依然是脾土消化出了问题。

湿热有一定的季节性，主要是春夏季的显著特点。湿，长夏之主气，可分为内湿和外湿。而热，也是夏季最主要的特征。暑为阳邪，其性炎热，暑性升散，不仅扰神，还伤津耗气。夏天孩子容易出汗多，如果没能及时补充充足的水分，体内津液不足，体外又感受炎暑，就会导致气随汗泄，损伤脾胃之气。所以暑热很容易伤津。

湿热体质的孩子，就是感觉黏腻感很重，同时会有"热气上火"的表现。具体特征主要有这些：

① 脸上、身上容易长湿疹、热痱，容易患皮炎等皮肤病，并且易复发、难断根；

② 便溏，大便像塘泥一样，质地偏稀烂、黏腻，粘在马桶上不容易冲掉；

③ 便秘，大便有时也会排出不畅，小便黄；

④ 新生儿容易生黄疸、胎毒，大便呈深绿、墨黑等色，性状黏稠；

⑤ 口干、口苦，舌苔黄厚腻，或有草莓舌；

⑥ 夜里睡不安稳，白天也总睡不醒的样子，易发脾气。

《湿热病篇》上说："湿土之气同类相召，归湿热之邪始虽外受，终归脾胃。"湿热体质的根源在于脾胃，湿热蕴结，是脾胃运化受阻所致。

所以，要想调理孩子的湿热体质，让孩子吃得下饭、胃口好、精神好、排泄正常，最重要的是在孩子胃口欠佳的时候不要逼迫孩子吃，而是让脾胃得到充分的休息，减轻脾胃的负担，给孩子吃容易消化的、清淡有营养的食物。同时，还可以选择有清热利湿消暑功效、不会太寒凉的食物，防治湿热邪气入侵。

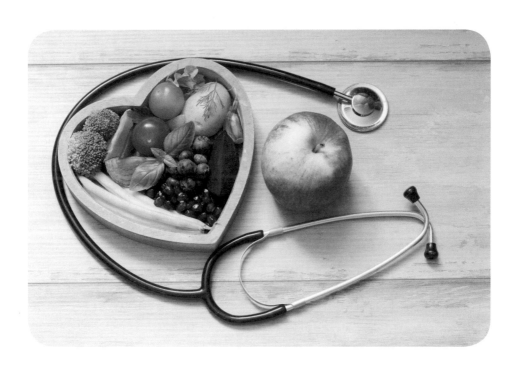

第❶节

新生宝宝湿热黄疸、有胎毒，就用茵术去黄汤

宝宝每天可以解健康的大便，仿佛成为新手父母最期盼的事。但宝宝一段时间解的是黏稠绿黄色大便，还粘在纸尿裤上；宝宝肤色、眼白都有点发黄；整个人看起来蔫蔫的……这些让本来沉浸于新生命诞生喜悦中的新手父母顿感失措。

于是，老一辈亲属开始寻找各种民间偏方，用金银花或甘草给孩子煮水泡洗，无论什么时候都推着孩子出去晒太阳去黄疸，能用上的都用上，但见效都不大。那么，对于新生儿黄疸与胎毒，能用中药吗？可以用金银花去黄疸吗？有什么推荐的去除方法？

新生儿黄疸，是指宝宝在出生时，由于胆红素代谢异常而出现皮肤、黏膜、巩膜呈黄色的病症。从中医角度而言，新生儿黄疸也叫"胎毒"，主要由于脾胃湿热或寒湿内蕴、肝失疏泄、胆汁循环不循常道而外溢于肌肤引起。形成的原因主要为胎禀湿蕴，如湿热郁蒸、寒湿阻滞，久则气滞血瘀。胎黄的病变脏腑在肝胆、脾胃。

简单来说，大家常说的"胎毒"，可以理解为宝宝还在妈妈肚子里时长期堆积的废料垃圾，出生后的前半个月，通常会通过大便排出体外，大便呈深绿、黑色，性状黏稠，这些都是正常现象，否则就是"不正常"的大便。

为新生儿"去黄"，首先我不太建议用金银花、甘草等中药材外洗，一是因为金银花比较寒凉，二是如果宝宝有蚕豆病，也不宜服金银花。宝宝的五脏六腑很娇嫩，运用中药材、中成药、西药时都需要格外小心。

相比之下，给新生儿宝宝服用退黄圣药——茵陈是比较安全、有效的方法，如这道"退黄佳品"——茵术去黄汤。

茵陈

性味： 性微寒，味苦、辛。

归经： 归脾、胃、肝、胆经。

功效： 疏肝解郁，清利湿热，利胆退黄，被中医称为"退黄圣药"。

对于茵陈这种亦菜亦药的植物，唐代孟诜在《食疗本草》中记载："春初，此蒿前诸草生，捣汁去热黄及心痛其叶生，搂醋淹之为菹，甚益人。"《神农本草经》记载，茵陈可以治疗风湿寒热邪气。现代药理研究认为，茵陈有利胆、保肝、降血脂、降血压的作用。

方中使用的白术，是健脾祛湿的"高手"，主要功效是健脾、益气、燥湿、利水、止汗、安胎，临床多用于治疗脾气虚弱引起的食少、纳差、腹泻、腹胀、痰饮、眩晕、水肿、自汗和胎动不安等。

茵术去黄汤

材料： 茵陈5g，白术8g。

做法： 约200mL水煎取30～50mL，给宝宝分次服用。

功效： 清热，利湿，退黄。

用法： 1天1次，连服5～7天。如果宝宝黄疸比较明显，可稍微延长服用时间。

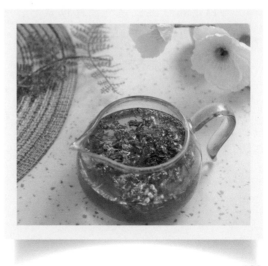

适合年龄： 有黄疸的新生儿普遍适合，对证、少量多次分服。蚕豆病患儿可服用。

许教授叮嘱：

对宝宝来说，无论是西药、中成药，还是中药材的服用，都要以"轻、小、灵"为原则，安全使用。

除了茵陈，另一种可以安全给宝宝去黄的中药材是淡豆豉。淡豆豉是辛温解表的药物，对胎毒的祛风、解毒是有一定作用的。

淡豆豉去黄方：

可以用5g淡豆豉煮点水，给新生儿分次喂服，辅助去胎毒。

但是要注意，胎毒本身是偏湿热的，而淡豆豉本身是偏温性的，不建议频繁用于去胎黄。一天喝2次就够了。等到感觉宝宝胎毒不严重，基本去干净时就不用喝了。

对于2岁以上湿热质明显的孩子，也可以善用茵陈。比如，用茵陈蒿炒肉丝，可以健脾益胃、和中利湿；茵陈土茯苓猪骨汤，可以清热祛湿；茵陈蒿薏苡仁水，可以健脾祛湿；还有茵陈煎鸡蛋、茵陈糕、茵陈煲鲫鱼、凉拌茵陈等，口感都很不错。这些都可以作为家常药膳给孩子食用。

以上祛湿热的食疗中，茵陈的主要功效为清热祛湿，当然也可以用同样具有清热祛湿功能的火炭母、木棉花、布渣叶、白扁豆、冬瓜仁或生薏苡仁来代替。

第❷节

孩子湿疹瘙痒，反复难断根，就用三花茶

孩子患湿疹，几乎是每个家长的噩梦，看着孩子皮肤大面积皮肤红肿、干燥增厚、渗液化脓，布满抓痕，家长心疼坏了，跟着孩子一起难受，甚至整夜难入睡。

不少家长开始用湿疹药膏对付恼人的湿疹、皮疹，开始了和湿疹的"持久战"。光用药膏虽然能较快好转，但只是治标，稍有不慎就复发。而且，长久使用会让孩子的皮肤有耐药性，用得太多太频繁，渐渐就无效了。

婴幼儿湿疹，是由多种内因和外因共同引起的一种过敏性皮肤炎症，最恼人的地方在于其反反复复难断根，非常顽固，而且很难确定诱发原因。那到底要怎么应对湿疹，还孩子一片清爽？

首先，建议各位家长学会判断湿疹、痱子。在儿童常见皮肤问题中，湿疹和痱子容易在夏季扎堆出现。

看疹子形态

湿疹皮肤表面会出现细小颗粒状的红色丘疹，多时连成一片，严重时会出现丘疹、红斑、水疱等多种形态。水疱破掉后会流出透明或淡黄色浆液，患处有破损、结痂。痱子皮肤表面形态呈颗粒状，疹子边缘不融合，不会有水疱。

看发作部位

湿疹常发作于面颊、耳郭周围、额头，以及手肘、膝盖等容易干燥、容易产生摩擦的部位，常呈对称分布。偶尔也会出现在出汗多的地方。而痱子常发作于最容易出汗的地方，如脖子、额头、颈部、腋下、腹股沟、后背、屁股和皮肤褶皱处。

看疹子变化

痱子，只要合理降温、保持干燥、及时擦汗就能缓解。

湿疹，主要做好长期保湿，适当祛湿，做好内调就能缓解。

其次，了解一下湿疹的诱因，有利于给孩子做好预防工作。中医认为，小儿湿疹多与先天禀性不足、后天脾胃受损、胎毒未净、情志损伤等密切相关。孩子遗传或非遗传的皮肤特性和过敏体质是内在因素，这时只要稍加外在因素，便可能诱发或加重湿疹。

外用湿疹药膏只是表面抑制，如果孩子体质调理跟不上，则很难完全甩掉"虎视眈眈"的湿疹。因此，务必外用+内调"双管齐下"，才能起到"断根"效果。

中医辨证上，我们把湿疹分为风湿热邪型、脾虚湿盛型和血虚风燥型。对于气虚湿热质孩子而言，如果长期积食化热化湿，热毒、湿毒在皮肤肌表不得外透，且常常舌苔黄厚腻，有齿痕，嘴唇红、手足心烫，就可以试试这道三花汤来清热祛湿。

方中使用的菊花擅长清热解毒、祛肝火；金银花性寒、味甘，可以清热解毒、疏散风热；木棉花性偏凉，味甘、淡，具有清热祛湿、解毒止血的功效；土茯苓擅长清热毒、利关节。诸药合用后，清热祛湿的效果倍增，可谓"强强联合"。

三花茶

材料： 菊花 6g，金银花 6g，木棉花 10g，土茯苓 10g，冰糖适量。

做法： 材料洗净入杯，用开水冲泡代茶饮即可。

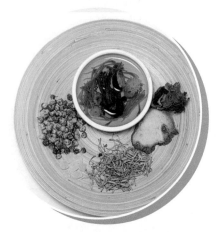

功效： 清热祛湿，散风解毒。

用法： 孩子长湿疹时可每周对证连饮 3 天。

适合年龄： 所有年龄普遍适合，少量多次分服。

许教授叮嘱：

这是一道所有孩子普遍适合的清热祛湿茶，孩子长湿疹期间可以连饮3天。唯一需要注意的是，蚕豆病患儿不宜使用金银花，可以用8g鸡蛋花代金银花。

湿疹外洗方：

在没有出现红肿、渗水、溃烂的情况下，可以用15g金银花+15g土茯苓+15g地肤子煮水，掺温水擦拭湿疹部位，所有年龄适合。

除了内服、外洗，还可以涂抹药膏缓解病情。一般来说，对于轻度湿疹，外涂不含激素的氧化锌软膏效果明显。对于中度湿疹，可在医生指导下，选择艾洛松（糠酸莫米松乳膏）或尤卓尔（丁酸氢化可的松乳膏）等药膏，同时注意厚涂保湿霜。

如果已经发展成重度湿疹，严重影响孩子日常生活，夜晚难入睡，则建议及时就医。

除此之外，孩子如果频繁长湿疹，归根到底还是脾胃出了问题。因此，根治湿疹的方法还在于科学喂养。

送各位家长一个"根治湿疹"锦囊，内附科学喂养三句话。照着做，孩子的湿疹就不容易反复发作，整体体质也会好很多：

① 选择易消化的食物，吃软食。

② 吃清淡食物，慎吃寒凉物、刺激性强的食物。

③ 少食多餐七分饱，按需喂养。

第❸节

孩子雨季脾湿重、犯困没精神，就用健脾祛湿汤

在中医氛围浓厚的广东，很多人从小就被妈妈煲的各种汤汤水水喂养着。到了雨水多、水湿重的春天，小孩子容易脾虚湿盛、内外夹湿，整个人身体沉重，提不起精神，妈妈会用茯苓煲汤以健脾祛湿；到了夏天，暑湿夹裹，整个人黏黏腻腻的，舌红苔黄，妈妈又会用土茯苓给孩子煲汤以祛湿解毒。有时，妈妈还会在祛湿汤中加用适量五指毛桃来辅助健脾祛湿，使汤中多了丝鲜甜的味道，孩子们大多非常爱喝。

> **茯苓的功效亮点：健脾**
>
> 茯苓为多孔菌科卧孔属真菌茯苓的干燥菌核，产自云南者称"云苓"，质较优。茯苓是健脾祛湿上品，其功效关键在于恢复脾土健运水液的能力，去中焦脾胃水湿而不伤津，利水而不伤气。尤其适合天生脾胃虚寒的宝宝，还能起到增强体质的效果。常用量是10～20g。

> **土茯苓的功效亮点：解毒**
>
> 土茯苓，为百合科植物光叶菝葜的根茎。土茯苓虽也有健脾祛湿的功效，但专攻下焦水湿，以解毒、通利关节为主，且土茯苓利水祛湿功效比茯苓更猛烈一些，并非所有孩子都适合。其常用量通常是8～15g。

前面我们已经学到，茯苓与土茯苓是两种完全不一样的中药。

什么时候能够给孩子用这个祛湿中药材界的"抽湿机"土茯苓呢？

在湿气尤重的下雨天如果孩子有大便黏腻、软烂、挂壁、不容易被水

冲走等湿热症状，还经常打瞌睡、叫不醒，容易起湿疹，就可以给他健脾平补、兼顾祛湿，推荐这道健脾祛湿汤。尤其是春末夏初，谷雨前后，或长夏季节，孩子容易出现"湿热夹杂"的特点，这道汤也可以用作日常祛湿保健用。方中的土茯苓、白术、五指毛桃、芡实，能够发挥平补、健脾、祛湿的作用。

此外，在中医养生范畴，有关土茯苓的食疗搭配也不少。比如，可以变化成健脾消食、祛湿利尿的桃苓汤（详见第五章第5节），还可以变化成行气、健脾、燥湿的白术佛手汤（详见第三章第4节）。

健脾祛湿汤

材料： 土茯苓 15g，白术 10g，五指毛桃 15g，芡实 10g。

做法： 材料下锅，加约 800mL 水，小火煲至约 100mL 即可，分次服用。

功效： 平补，健脾，祛湿。

用法： 日常调补保健，每周服用 1～2 次。

适合年龄： 3 岁以上孩子，消化好、无病痛时少量多次分服。蚕豆病患儿可服用。

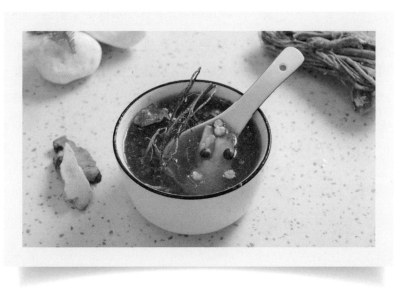

许教授叮嘱：

在雨水充沛、天气逐渐转热的春夏季节，比起木棉花冰糖水这种单纯祛湿的食疗方，这道健脾祛湿汤更偏补益，十分适合作为每周1～2次的健脾保健方给孩子食用。

有家长对土茯苓仍有一些疑问："用土茯苓鲜品还是干品？应该怎么选择？"不必太纠结。一般来说，给孩子煲儿童食疗汤方，去药店购买干品是首选，药用价值更高一些；日常食用的话，则多选用鲜品，取其清润的香气和鲜美的口感。

使用土茯苓前，有一些注意事项：肝肾阴亏者慎服。孕妇慎用土茯苓。服用土茯苓时应避免接触米醋、浓茶等，以免影响人体对中药中有效成分的吸收。

此外，土茯苓有股特殊的味道，有的孩子不太能接受。个别家长会问："一些食疗方中的土茯苓能不能换成茯苓呢？"

若实在接受不了，也可换成10g茯苓，但像前面所说，茯苓与土茯苓不一样，最好还是不要擅自更换方中的材料，可以加点盐调味，或选择一些更好进食的土茯苓膳食，孩子会更容易接受。比如，选半条鲫鱼、一块嫩豆腐，再加15g土茯苓，给孩子煮鱼汤喝，同样能起到健脾、清热、祛湿的食补功效。此外也可以试用小儿健夏方。

第❹节

孩子睡不够、倦怠，就用五指毛桃薏苡仁汤

孩子脾虚、湿气重，更容易出现"春困"。现代医学认为，春天容易犯困主要是因为春天气温回暖，人体血管处于舒张状态，供应大脑的血液相对减少，孩子就会昏昏欲睡、容易疲惫倦怠。

从中医角度分析，很多平时脾虚的孩子被错误的喂养方式耽误了脾胃，导致脾脏"闹脾气"，不肯好好升清水湿，那么食物也不能完全运化成人体所需的津液，时间久了，反而聚生成痰湿，就会停滞并黏附在体内。当脾虚不能运化水湿时，水湿反过来又会加重脾虚的症状。最后，外湿与内湿共同作用，孩子的"春困"症状将加重。

因此，只祛湿而不健脾，则祛湿的效果不明显。哪怕是短暂祛湿，湿气也很容易反复。只有替宝宝好好呵护脾胃，才能将水湿拒之门外。有些宝宝很爱喝冷饮、吃雪糕，或者被家长喂食性味偏寒凉的食物或用于清火的板蓝根冲剂等药物，脾胃难免受伤。

针对这类春天容易脾虚湿困、倦怠、没有精神的孩子，我推荐家长给孩子多用薏苡仁做五指毛桃薏苡仁汤祛湿，很多家长都很熟悉，却少有家长真正用对。

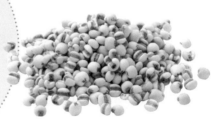

薏苡仁

性味：性凉，味甘、淡。

归经：归脾、胃、肺经。

功效：利水渗湿，健脾止泻，除痹排脓，解毒散结。

薏苡仁是禾本科植物薏苡的干燥成熟种仁，又叫薏仁、薏米、薏仁米等，因能补能泻，有补不滞、泻而不峻的优点，自古以来即作为药膳保健佳品，广泛适用于各年龄段人群日常保健，尤其用于脾虚湿盛者的保健养生，入药则适用于脾虚失运、水湿内停所致的神疲乏力、泄泻、肢体困重等症状，还可用于治疗水肿、脚气、小便不利、湿痹拘挛、肺痈、肠痈等症状。

《神农本草经疏》谓薏苡仁："味甘，微寒，无毒。主筋急拘挛不可屈伸，风湿痹，下气，除筋骨邪气不仁，利肠胃，消水肿，令能食。久服轻身益气。"

薏苡仁可以单用于熬粥、煮饭，也可以组成很多不同搭配：

- 与党参、白术、黄芪、茯苓等配合，做成薏苡仁茯苓粥，能够健脾祛湿；
- 与冬瓜、陈皮、荷叶等配合，做成薏苡仁冬瓜汤，能利尿消肿；
- 与冬瓜仁、杏仁配合，做成薏苡仁冬瓜杏仁汤，可以清肺热及大肠热；
- 与扁豆花、木棉花配合，做成薏苡仁双花汤，可以清热利湿。

五指毛桃薏苡仁汤

材料： 五指毛桃 15g，薏苡仁 10g。

做法： 材料下锅，加 600mL 水，小火煲至 100 ~ 120mL 即可，分次服用。

功效： 健脾，益气，祛湿。

用法： 日常保健调补，每周 1 ~ 2 次。

适合年龄： 2 岁以上孩子消化好、不生病时可服用。蚕豆病患儿可服用。

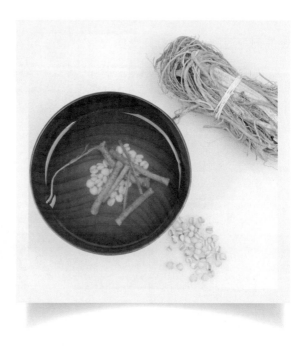

许教授叮嘱：

有比较明显的湿热痰饮，且头面部湿热、下焦湿热严重的孩子，也可以用薏苡仁清热祛湿，但绝不能长期过量食用。孩子本就虚寒，经不起薏苡仁的寒凉。但并不是说薏苡仁就属于"祛湿禁品"，不能给孩子用。辨证使用才是关键。

体质虚寒的孩子不要吃薏苡仁，脾胃功能差，特别是便秘的孩子不要吃薏苡仁。在临床上，薏苡仁具有很好的食疗作用，但最好遵医嘱合理使用，以防损伤身体。

如果脾虚比较严重，水湿偏寒，可以用炒薏苡仁。生薏苡仁偏寒，经过炒制后其寒性被中和，可以避免寒凉伤脾胃。炒薏苡仁的方法为提前准备要炒的薏苡仁，用水洗干净，沥去水分备用；锅中加入薏苡仁，全过程小火翻炒，翻炒到薏苡仁微发黄即可。

第**⑤**节

孩子脾虚湿重，兼有积食，就用"明星汤方"桃苓汤

春季，阳气升发，肝木亢盛，容易肝气郁结不舒，进而横逆犯脾土，影响脾胃的运化；脾胃运化失常，本该代谢掉的水湿却停滞在体内，久之形成胶着的痰湿，反过来又影响脾胃正常运化。这类孩子通常会出现如肢体沉重、提不起精神、总是想睡或者腹泻的症状，都是脾虚湿胜在"捣鬼"。

这段时间，很多孩子都会出现食欲下降的情况，甚至出现明明按照孩子日常食量喂养，孩子却容易积食的现象。

首先，建议按需喂养，而非定量喂养。孩子的身体受外界环境影响大，家长更要学会反馈式养娃，不能全靠一成不变的"万全法"。其实科学喂养也不是那么难，我经常讲"孩子不吃，不要理他，但孩子很能吃，反而要控制他"，喂到七分饱就足够了。

其次，孩子脾胃消化受湿气影响，不思饮食，还有点积食的情况，给孩子用桃苓汤可以攻补兼施起到适当健脾、消积祛湿的作用。健脾以祛湿，其实就是强健脾胃的功能，使水液能被很好运化成津液，也就不容易生湿了。

这是我的一道"明星汤方"，虽攻补兼施的功效没有三星汤+白术佛手汤那么强，但针对长期脾虚湿困的孩子有不错的效果。

方中的五指毛桃既可益气健脾，又能祛湿化痰、舒筋活络，在这道汤品中，主要发挥健脾祛湿的功效；土茯苓与五指毛桃搭配，在祛湿效果上可以起到叠加的作用——这两个都是我们的健脾保健"老朋友"了。

芦根性味甘、性寒，擅长清热生津、和胃止呕、利尿，多用于热病津伤烦渴、胃热呕吐、肺痈、肺热咳嗽等。

鸡内金味甘，性平，主要功效是运脾消食、固精止遗，多用于消化不良、饮食积滞、疳积、肾虚遗尿遗精、结石症等。

桃苓汤

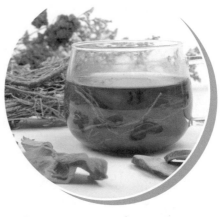

材料： 五指毛桃 15g，土茯苓 10g，芦根 8g，鸡内金 6g，猪瘦肉 50g（可不加）。

做法： 材料下锅，加约 800mL 水，小火煲取半碗。

功效： 消积祛湿，清热生津。

用法： 处理轻微的湿滞，长期攻补兼施，可每周连饮 2～3 天；预防保健用，可每周服用 1～2 次。

适合年龄： 2 岁以上孩子，对证、少量多次分服。蚕豆病患儿可服用。

许教授叮嘱：

夏天暑湿重，桃苓汤作为日常保健祛湿之用，也可以在暑湿严重的盛夏每周给孩子服 1 次。

如果孩子湿滞比较严重，且偏湿热，可同时服用四星汤和桃苓汤，在祛湿的同时加大消食导滞的力度。这两道汤在共服的时候可以同时煲。积食比较严重的孩子，也可以用桃苓汤＋五星汤，这时的桃苓汤里不放猪瘦肉，口感更清爽，效果也更好。四星汤、五星汤相关的内容可见第四章第 1 节。

此外，想提醒各位家长不要把消积药、消积食疗当成孩子常用的救急方，忽略了日常科学喂养的重要性；使用桃苓汤等攻补兼施食疗方的前提是孩子积食在已经素食＋消食导滞 3 天后，还有积食的表现（用我的"10 秒判消化法"判断孩子的消化）。

第❻节

给孩子祛湿防湿，助消化，就用儿童四豆粥

儿童食疗，就是遵循孩子的身体特点，用温和的食物秉性，把孩子调养好。但在这个"孩子为王"的年代，很多家长只会一味地给孩子吃其喜欢的食物，雪糕、冷饮不断，甜食停不了嘴，炸鸡、煎猪排等肉食更是一周吃几次，于是"脾常不足"的孩子积食了。

在此基础上，若碰上湿气重的季节，家长还不懂得顺应季节给孩子调养，内湿、外湿将共同影响身体健康，孩子很容易出现各种小病小痛。

祛湿，重在健脾，只有脾胃功能上去了，能很好地运化水湿，将湿气赶出体外，才可以产生效果。

给孩子祛湿防湿、助消化，可以做这道以豆类为主食材的儿童四豆粥。粥中使用的"四豆"，包括赤小豆、黄豆、黑豆、白扁豆，是十分适合孩子的健脾、祛湿食药材。

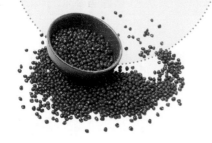

赤小豆

性味：性平偏凉，味甘、酸。

归经：归心、小肠经。

功效：利水消肿，解毒排脓。

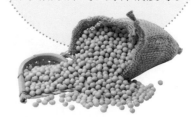

黄豆

性味：性平偏凉，味甘。

归经：归脾、大肠经。

功效：健脾利湿，补虚益胃，用于治疗脚气、身体消瘦等。

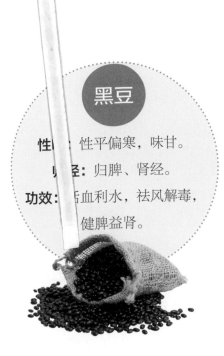

黑豆

性味： 性平偏寒，味甘。

归经： 归脾、肾经。

功效： 活血利水，祛风解毒，健脾益肾。

白扁豆

性味： 性平微温，味甘。

归经： 归脾、胃经。

功效： 健脾化湿，和中消暑。

儿童四豆粥

材料： 赤小豆 10g，黄豆 10g，黑豆 10g，白扁豆 12g，粉葛 12g，小米或大米 30g。

做法： 所有材料洗净后，用清水浸泡 1 ~ 2 小时，下锅后加约 1000mL 水，大火烧开后转小火煲至米粥、豆子软烂即可。

功效： 健脾祛湿，行气，预防积食。

用法： 可作为日常膳食常食。

适合年龄： 3 岁以上孩子，消化好、无病痛时，少量多次食用。1 ~ 3 岁可酌量喝少量粥水。蚕豆病患儿可食用。

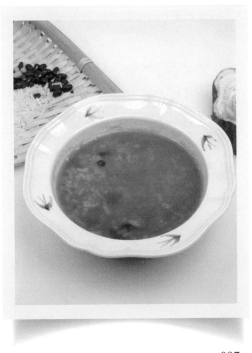

许教授叮嘱：

四豆的颜色丰富，很养眼，口感也好，一些食欲不振或不习惯吃偏清淡粥的孩子，应该会很喜欢这款粥。

另外，这里也重点和家长说一下赤小豆和白扁豆的妙用。

赤小豆的性味相对比较平和，能入血行血。它祛湿力度适合孩子，但整体健脾力度较弱。本方中，其他三种豆子多少有健脾祛湿之效，若是日常煮汤加赤小豆，还建议搭配一味健脾的食药材，如山药等，祛湿保健的效果会更突出。

顺便说，除有祛湿功效外，赤小豆还有解毒排脓的功效。

最简单的腮腺炎消肿法：

孩子要是得了腮腺炎，可以用15g赤小豆煮熟捣碎，混鸡蛋清外敷肿处，消肿效果不错。

要说夏季给孩子祛湿，首选食药材当属白扁豆。白扁豆味甘，属于谷物，还有股清淡的香气，恰好与脾"一拍即合"，因此最能滋养脾胃。而且，脾喜燥恶湿，用白扁豆燥湿，更能给脾胃一个干燥、舒适的运化环境。

夏季若是孩子湿气重，觉得四豆粥比较麻烦的话，可以直接给孩子煮白扁豆粥。若孩子一到夏季就容易出湿疹，除了前面介绍的食疗方之外，可以给孩子常食一道清热消疹粥。

家常清热消疹粥：用15g绿豆、15g白扁豆、30g粳米、30g小米煮粥，2岁以上的孩子可以常食，可清热退疹，预防湿疹反复。

第**7**节

给孩子祛湿消暑，兼顾补肾，就用陈皮绿豆老鸽汤

面对炎热的天气，孩子难免湿热、困乏、没有胃口、提不起精神，广东的家长往往会给孩子做一些清热解暑的糖水，百合、沙参、麦冬、白茅根都用上了。还有的家长爱给孩子做清凉可口的绿豆海带汤，但要注意，孩子脾胃虚寒，每天给孩子喝对孩子并无益处，甚至会损伤脾阳。

于是，家长"傻眼"了，难道夏天只能喝白开水，不能碰一切消暑的汤粥甜品？

其实并不是不能。例如，想要放心地给孩子吃绿豆这类稍微有些寒凉的食材来清热解暑，可以搭配一些属性偏温或者性平的食材，缓和寒性，起到调和的作用。这里需要讲究寒凉属性的搭配。

如陈皮绿豆老鸽汤，灵活运用了老鸽、绿豆、土茯苓、陈皮，能在清热、解毒、祛湿之余，兼顾补肾补虚，还能促消化，一举两得。

其中，鸽肉具很高的营养价值，素有"一鸽胜九鸡"之说。《本草纲目》中记载"鸽羽色众多，唯白色入药"，中医学认为鸽肉有补肝壮肾、益气补血、清热解毒、生津止渴等功效。

老鸽，又称"老龄鸽"。鸽的平均繁殖年限为6年，过此年限即为老鸽。现代营养学认为，老鸽蛋白质含量高，脂肪含量极低，含有丰富的钙、铁、铜等微量元素和多种氨基酸，以及维生素A、维生素B、维生素E等，有美容养颜、改善血液循环、预防动脉硬化、增智补脑、延年益寿、增强体力的作用。

相比乳鸽，老鸽的蛋白质含量更高，且脂肪含量少，肉质紧实，煲出的鸽子汤清淡鲜美且稍带甜味。

这道陈皮绿豆老鸽汤中，老鸽作为主食材，性温，归肝、肾、脾经，主要发挥养肝补肾的作用。绿豆又名青小豆、交豆，味甘，性凉，归心、胃经，为清热解暑、解毒祛湿之品，在汤品中主要取祛湿解毒的功效。陈皮味苦、辛，性温，刚好可以缓和绿豆的含量属性，顾护孩子脾胃，还可以健脾理气、燥湿化痰。另外，汤中取土茯苓祛湿解毒的效果，给绿豆助力。

因此，这道汤补攻兼施，既可以补肾滋阴，也可以清热、祛湿、解毒，在暑热夏天给孩子煲来喝，就不怕过于寒凉而伤胃了。

陈皮绿豆老鸽汤

材料： 老鸽1只，绿豆30g，土茯苓15g，陈皮2g，生姜1片，食盐适量。

做法： 老鸽洗净、切件、焯水，绿豆洗净，用清水浸泡2小时备用；锅内加水大火烧开后放入全部食材，再次煮沸后转小火煮1.5小时，加盐调味即可。

功效： 清热解毒，养阴补肾。

用法： 日常调理，每周服用1～2次。

适合年龄： 3岁以上孩子，消化好、无病痛时少量多次分服。蚕豆病患儿可服用。

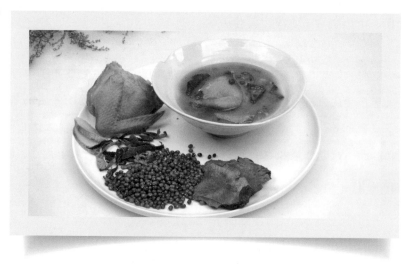

许教授叮嘱：

老鸽因高蛋白、低脂肪的特点备受喜爱。家长可以根据孩子的不同特点，搭配不同药材给孩子更有针对性的调补。与老鸽经常组合搭配的药材还有当归、党参、黄精、西洋参、黄芪、山药、莲子、沙参、石斛等。

孩子消渴多饮、口干乏力，可以用老鸽搭配山药、玉竹、太子参煮汤，以滋阴益气。

孩子经常尿床、容易腹泻，可以用老鸽搭配益智仁、芡实煮汤，以补肾固精、止泻。

孩子动辄出汗、体虚乏力、容易感冒，可以用老鸽搭配黄芪、枸杞、红枣煮汤，以补肺益气、健脾补中。

由于鸽肉含有丰富的蛋白质、脂肪等，滋补作用较强，若孩子过量食用，容易消化不良，导致上火、肠胃不适，因此适量食用即可。另外，用老鸽炖汤是比较清淡的，一般清炖只用放少许姜、盐，不用放一些桂皮、八角、茴香等香料，否则会影响老鸽汤的鲜味，甚至容易引起上火。

此外，要成就一锅好汤，老鸽品种的选择也很重要。选购时注意，如鸽翼底的羽毛还没出齐，拨开可见鸽肉，鸽嘴、脚呈白色，这是乳鸽的特征，乳鸽并不适合煲汤；如羽毛出齐而坚硬，鸽嘴及脚呈蓝色或深肉色，则是老鸽，选它煲汤准没错。

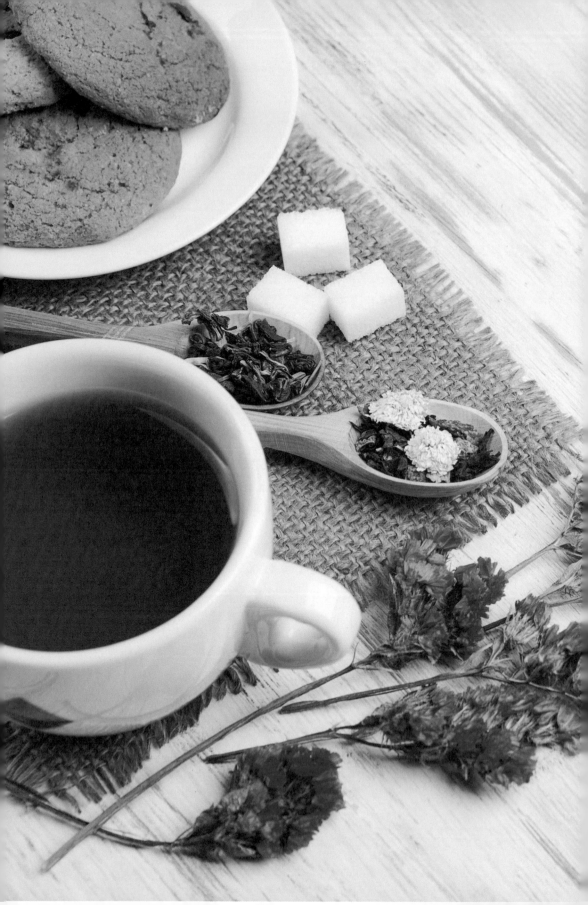

第六章

气虚虚寒的加重，
气虚阳虚质常用食疗方

先给各位家长吃一颗"定心丸"，绝大多数孩子都是气虚虚寒体质，却只有极少数孩子会发展至真正的阳虚体质。阳虚的孩子手脚常年不温，稍微吃一点寒凉的食物就会腹痛。出现这种情况，不仅要呵护脾胃，更要补肾养阳。

我们已经知道，绝大多数孩子天生就是脾胃虚寒的，也就是说绝大多数孩子都有气虚的"底子"，而阳虚质体质的产生，可以理解为气虚质的"升级版"，其与气虚质一脉相承，只是两者气虚的程度不同。气虚兼夹阳虚，是气虚的加重和深化。阳虚质不是一两天形成的，而是长期错误的喂养和养育习惯造成的。

判断孩子是不是气虚加重变成了阳虚，主要看孩子有没有这几个方面的表现：

① 消化功能不好，出虚汗的情况比较严重；

② 畏寒怕冷，手心脚心常年不温，摸的时候总是凉凉的甚至冰冷；

③ 脸色青白，没有光泽，精神不振；

④ 喜欢吃热食，喝热饮，一喝凉的就拉肚子；

⑤ 腹痛容易且反复，大便偏烂偏稀，排泄物中常有食物残渣；

⑥ 舌质淡而胖，多有齿印；

⑦ 兼夹有气虚痰湿体质。

如果气虚的病位主要在脾胃，那么阳虚就不仅仅是脾胃的问题，还关乎肾。

造成孩子阳虚质的主要原因，首先是不注重呵护脾胃，长期、大量进食生冷、寒凉的食物，如冰激凌、冷饮、西瓜、酸奶，两广地区的孩子甚至一"热气上火"就喝凉茶。这些寒凉的饮食，都在给孩子的阳气带来损伤，导致阳虚。其次，孩子贪玩、晚睡，长期熬夜，休息不足，也会引起阳气虚。此外，错误用药，有一点小病就滥用抗生素、消炎药等"虎狼之药"，也是孩子形成阳虚质的原因。孩子很多常见病都是自限性疾病，家长要做好孩子的衣、食、住、行、情志、医疗六方面的合理呵护，如对证服用中成药，常用食疗方保健，注意合理调护，就能使孩子恢复健康，但不懂的家长，甚至一些医者却爱一味图"好得快"而给孩子下"猛药"，指望药到病除，对孩子的体质造成了根本性伤害，这种伤害比常见病的伤害还要大。

中医讲究"治未病"，就是说在孩子还没有生病（将病、欲病时）的时候就注意合理饮食、合理保健，是可以预防大部分疾病的。对阳虚质的孩子的调理也是一样，平时应在扶正祛邪、提升脾阳的同时注意温肾助阳。临床常用的药材有核桃、锁阳、巴戟天、肉桂、紫河车等——宜遵医嘱对证服用。日常生活中家长调理孩子的体质，我更建议用安全有效的食材、食疗方，如红枣、猪肚、羊肉、羊肚菌、虎奶菌等，既美味又方便有效。

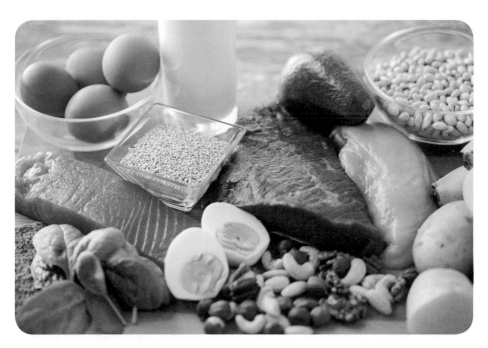

第❶节

孩子消化差、手脚总是冰冰凉，就用参枣猪肚汤

我常说"儿为虚寒"，大部分孩子都是阳气不足导致的虚寒体质，他们体内的阳气虽然蓬勃，但是"少阳"，有十分稚嫩不成熟的阳气。

所以，孩子身体正气并没有大人那么足而强，大人能吃的很多食物，孩子不一定受得住，甚至有的孩子爱吃雪糕、冷饮、冷冻瓜果等，家长如此养育，时间长了，孩子们的脾胃阳气更显不足，易出现消化不良、胃口差、腹胀痛、便秘或腹泻以及经常手足冰冷的情况。

归根结底，以上情况都是阳气不足惹的祸。在出汗多的夏季，汗液都跑了，气随汗泄，阳气自然容易损耗，没有胃口；在寒邪偏盛的冬季，更加需要补足阳气来御寒，温暖手脚。

因此，建议家长在四季适当给孩子补充阳气，参枣猪肚汤的食疗方"能帮上大忙"。

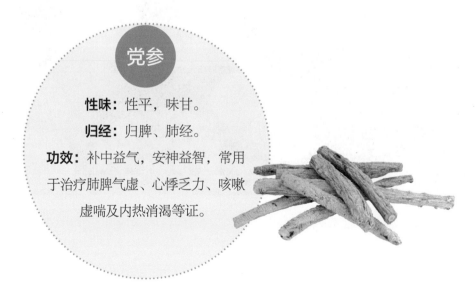

党参

性味： 性平，味甘。

归经： 归脾、肺经。

功效： 补中益气，安神益智，常用于治疗肺脾气虚、心悸乏力、咳嗽虚喘及内热消渴等证。

这款药膳汤品，主要取党参补中益气、红枣补益心脾、猪肚补益气血、砂仁行气暖脾的功效，重在补气的食疗作用。

注意，不建议没有体虚、消化不好但胃口尚可的孩子盲目用参，否则过度补益容易打破人体平衡，反而引起其他疾病。

红枣也是一味适合孩子的补血食品，具有补中益气、养血安神的功效。初夏的孩子出汗多，阳气容易随汗而泄。家里的孩子一出汗就容易精神不好、心神涣散，加用红枣来食补，就可以带来很好的补气安神效果。

最简单的红枣补血食疗：

平时给孩子煮粥、糖水的时候，就可以加1～2枚红枣（去核，每周不超过3次），枣香浓郁，甘甜适口。

参枣猪肚汤中，猪肚也有大功效。它常用于补虚羸、健脾胃，其补益气血的功效备受家长青睐，可用于消瘦虚弱、小儿疳积、消化不良、食欲不振等症。

参枣猪肚汤

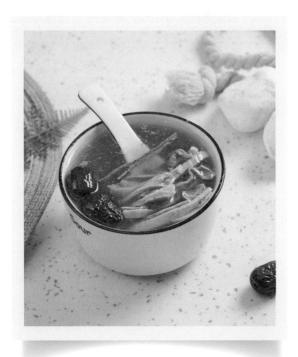

材料： 猪肚1个，党参10g，去核红枣2枚，春砂仁5g。

做法： 猪肚在流动清水下洗净（洗去黏液）并刮净，余水去味后下锅；加1000mL水和药材，开小火煲约40分钟即可。

功效： 温阳补气，行气健脾，补益气血，适用于面色白与容易手冷脚冷、尿床、盗汗、消化不良、腹泻的孩子。

用法： 日常保健调补，每周服

用 1 ~ 2 次，每次 100mL 左右。

适合年龄： 3 岁以上孩子消化好、无病痛时少量多次分服。蚕豆病患儿可服用。

许教授叮嘱：

　　中医有"以形补形"的说法，因此很多家长喜欢用猪肚来给孩子健补脾胃，这是有一定依据的。在这款汤品中，虽取猪肚补益气血的作用，但如果孩子不爱吃猪肚，或者不喜欢猪肚的味道，或者属于一般的消化不良、没有胃口，也可以把猪肚换成鸡肉。鸡肉富含优质蛋白，肉质细嫩，易消化，很适合胃口差的孩子。

　　同时，如果觉得猪肚的气味有点腥重，可以加2g理脾暖胃燥湿的陈皮，不仅能去味，还可以行气消胀。

　　买猪肚时，要学会挑新鲜猪肚。新鲜的猪肚富有弹性和光泽，白色中略带浅黄色，黏液多；质地坚而厚实，有韧性；没有腐败肉臭味。不新鲜的猪肚白中带青，无弹性和光泽，黏液少；肉质松软，内有小疙瘩；有腐败恶臭气味。

　　另外，新鲜猪肚不宜长时间保存，最好尽快食用。如需长期保存猪肚，需要先把猪肚刮净，放入清水锅内汆至将熟，捞出来过凉水，控干，切成条块，再用保鲜袋包裹成小包装，放入冰箱内冷冻保存。

第**❷**节

孩子面色白、虚汗多、怕冷，就用白萝卜羊肉汤

在判断孩子体质的时候，很多家长都容易掉进一个误区：觉得孩子手脚偏凉，容易外感风寒，就肯定是阳虚质。

其实，如果孩子冬天手脚冰冷但其他季节手脚温凉有度，就不能简单判断为阳虚，更不能断定孩子是"阴阳两虚"。孩子冬天手脚冰冷，往往是因为天气寒冷，加上孩子四肢末端血液循环不流畅，这是正常现象；但经过较长时间四肢保暖护理，还是难以暖和的，可能就是阳气不足了。

但孩子几乎都是虚寒底子，无论体质是否明显偏颇阳虚，适当地温阳进补，对身体都是有好处的。

尤其在冬天，在孩子消化状况良好的时候，可以适当给他吃点羊肉温补。这款白萝卜羊肉汤是经典的阳虚体质食疗方，是健脾胃、温中驱寒的汤品，可以适当给孩子食用。

羊肉

性味： 性热，味甘。

归经： 归脾、肾经。

功效： 补虚益气，温中祛寒，
开胃健脾，益肾助阳。

医学古籍《医林纂要》中有关于羊肉的记载："羊为火畜，考其性味，自当属火，然所补者命门相火，非心火也。辛润甘补，故治虚羸瘄劳，用当归羊肉汤。大抵命火衰微，脾胃不能生气血者宜之，补阳亦以生阴也。"

也许有家长会问："羊肉不是性热吗？孩子吃多了会不会热气上火啊？"

其实还真不会。羊肉的温补但不会过于燥热的优点，就是我推荐给各位家长的理由。

不过，家长在烹煮羊肉的时候须多加注意，以免造成宝宝脾胃积热，消化不良。关于宝宝怎么吃羊肉、分量如何把控，我有3点小建议。

① 使用食材性味加减法，烹煮羊肉时可以搭配如豆腐、白萝卜、冬瓜、马蹄、竹蔗等清热泻火的凉性食物，彼此调和，可减轻食材的燥性。

② 忌加补品，少加燥热调料。羊肉本身属于滋补佳品，在烹煮的时候，就不要再加入当归、人参、黄芪等药材了。同时，尽量少放或不放温辛燥热的调料，如胡椒、孜然、茴香、八角等，否则容易热上加热；但可以适当加入不去皮的生姜来去腥，姜皮性味辛凉，可以散火除热。

③ 去掉肥肉和羊皮，减少油腻。煮粥的时候，要把羊肉的肥肉和皮都去掉，只取瘦肉来煮粥，煮好后还要把上面的浮油去掉，尽量减少油腻，给孩子减轻消化负担。

白萝卜羊肉汤

材料： 羊肉500g，白萝卜半根，姜、蒜、葱、盐少量。

做法： 羊肉洗净，切成小块，焯水；白萝卜洗净，切块。锅中注水，大火烧沸后放入羊肉，撇去浮沫，放入葱、姜、蒜；转小火将羊肉炖至七成熟；放白萝卜

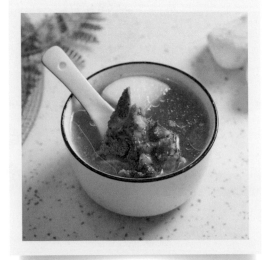

炖15分钟，加盐调味即可。

功效： 温中驱寒，健脾开胃，补益气血。

用法： 每周 1 ~ 2 次。每次 50 ~ 100mL。

适合年龄： 2 ~ 3 岁的宝宝，消化功能相对不健全，可以喝点羊肉粥水，只喝粥不吃肉。3 岁以上孩子每次吃 2 ~ 3 块肉为宜，少吃多餐。宜在消化功能恢复、无病痛时少量多次食用。蚕豆病患者可食用。

许教授叮嘱：

食用这款汤品有一个最关键的前提，那就是任何时候给孩子进补，都必须在孩子消化好、没有急性炎症时进行。尤其是羊肉这类相对比较温补的肉类食物，吃前更要多注意，以免徒增孩子消化负担。

在南方入冬后，顺应"养藏"的规律，很多家长会给宝宝来点高热量的食物，例如这款白萝卜羊肉汤，可以御寒防寒、储藏能量、蓄养阴精。

对于北方的家庭，如果不习惯这款汤品，可以做成山药羊肉汤，把白萝卜换成粳米和山药就行，这样可以增强健脾补肾的效果。其中糯香软绵的山药也很适合孩子吃。

还需注意，当孩子出现口干舌燥、手足心热、大便硬结这3种情况，表示体内火旺蕴热，最好少吃羊肉，避免燥上加燥。

第**❸**节

孩子吹空调多、经常喝冷饮，就用生姜蜂蜜饮

初夏的时候，气候难免有些反复，一会儿艳阳高照，一会儿雨水不断，一会儿来个让人措手不及的冷空气。气虚质严重、体质虚寒，甚至发展演变到阳虚质的孩子，平时就容易畏寒怕冷，一旦遇到这种天气，稍微着凉受寒就会感冒。

尤其是本虚标实、有过敏体质的孩子，本身体质就是虚寒、正气不足的，一旦外感，很容易诱发过敏性疾病，反复发作。

给这类孩子防寒御寒，是每位家长都尤为关注的事情。在日常生活中，适当增减衣物，不要汗出当风，不要让冷风直吹头面部，少吃或不吃寒凉食物，适当用好小儿推拿来温阳扶正……这些防寒御寒的方法涵盖日常生活的方方面面，家长务必要多注意。

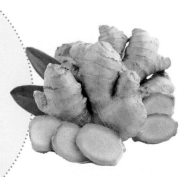

生姜

性味： 性微温，味辛。

归经： 归肺、脾、胃经。

功效： 发汗解表，温中散寒，开胃健脾，止呕解毒，适用于外感风寒、痰饮、咳嗽、胃寒、呕吐等证。

　　除了在日常调理上防寒，还可以给孩子食疗温补。为此我向各位家长推荐这款可以从初夏喝到长夏的温阳饮料——生姜蜂蜜饮。

　　一说起生姜，相信很多家长都很熟悉。这个食材非常常见，相信每个家庭都有。现代药理研究认为，姜中含有挥发油、姜辣素等成分，能促进人体血液循环，兴奋神经系统，有助于祛风散寒，并能加强胃肠道的消化功能。

　　很多家长都懂得用生姜给孩子驱寒。生姜针对受寒引起的恶心呕吐效果好，被中医称为"止呕圣药"。

　　《本草纲目》中也记载了生姜有"益脾胃"的功效。夏季天气热，孩子容易食欲不振，家长可以在做菜的时候，往菜里加点生姜片，能起到开胃的作用。

　　本身就脾胃虚寒，冬天或夏天待在空调房容易手脚冰冷的孩子，立夏之后，可以用生姜蜂蜜饮作为日常保健，它有驱寒温阳、温补气血的功效。

生姜蜂蜜饮

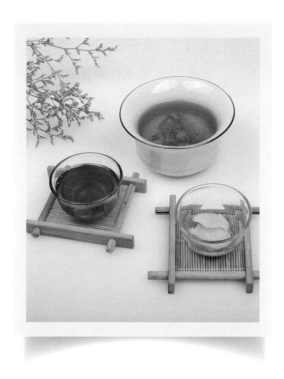

材料： 生姜 5g，蜂蜜 10mL。

做法： 生姜下锅，加约 200mL 水，煎至 50 ～ 80mL 后，放置微温时加入蜂蜜即可。

功效： 驱寒温阳，温补气血。

用法： 日常温阳保健可每周 1 ～ 2 次；有受寒症状可连服 3 ～ 5 天。

适合年龄： 2 岁以上孩子，消化好、无病痛，尤其无热证时，少量多次分饮，蚕豆病患儿可饮用（1 岁以内婴儿忌用）。

许教授叮嘱：

老姜偏辣，嫩姜味道平和一些，相对更适合孩子。3岁以上的孩子，如脾胃消化功能进一步增强，可以选择补益功效更强的食物，如姜汁黄鳝饭；如果孩子喜欢吃甜品，也可以做成姜撞奶。

有的家长认为给孩子多吃姜就热气上火，因此觉得孩子不适合用生姜。其实并不是不能用生姜，而是用错了量，或孩子当时的状态并不适合用偏温的食药材。因此，在用姜之前，家长要先辨别：如果孩子有热气上火的征兆，如舌红苔少、嘴唇与口舌干燥、嗓子不适、稍微有异物感，就不适合。还要看这几天食物的量有没有喂太多，如果孩子积食化热，容易热气上火，这时就不适合用姜，另外还要看姜片有没有加过量。通常来说，只要是给孩子喝的汤，姜片就不宜加量超过5g。

此外，如果孩子喝腻了生姜蜂蜜饮，或者不喜欢蜂蜜的味道，也可以变换着花样给孩子做，如红糖姜茶、姜汁豆浆、姜枣茶都可以。实在不爱喝生姜味的饮料，也可以在炒菜时放适量姜片，一般5g左右是比较适合孩子的。

第❹节

孩子寒湿重、经常呕吐腹痛，就用春砂仁陈皮粥

不少家长有疑问："孩子冬天总是反胃呕吐、吃点东西动不动就腹痛，有时还会腹泻几次，不是单纯的阳虚吗？也需要祛湿？"其实，只要孩子体内湿气重，就要及时为孩子祛湿，不分季节。寒则凝，湿则聚，寒邪与湿邪相遇，便容易凝聚在体内，最伤阳气，久之则发展成阳虚与寒湿夹杂的体质。

前面我们也讲过孩子湿气重的表现。如果孩子体内有寒湿，下列常见特征与之相类似：

① 舌色淡，舌体胖大，舌苔白厚水滑、常有齿痕；

② 小便清长，大便溏稀、气味相对没那么浓、颜色稍淡、黏性不强；

③ 面色无华、发青发紫，唇色淡、无血色；

④ 身体发沉、没精神，四肢发凉怕冷。

一般而言虚寒体质明显，或已经偏阳虚体质的孩子，病位通常在肾。夹杂寒湿的话，体内的气机如同被冰冻住的小河流，肯定是淤堵凝滞的，所以，这类孩子往往也容易湿气重、反复积食。

对于这类体质虚寒的孩子温运脾胃、去除寒湿，我给大家推荐一款可以温暖脾胃的食药材——砂仁，以及经典温脾方——春砂仁陈皮粥。

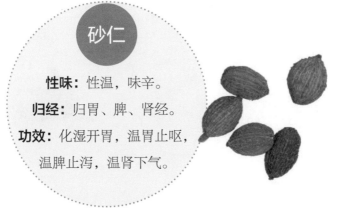

砂仁

性味： 性温，味辛。

归经： 归胃、脾、肾经。

功效： 化湿开胃，温胃止呕，温脾止泻，温肾下气。

　　砂仁是中医常用的一味芳香化湿、醒脾开胃的芳香性药材，可以祛除脾胃中的寒气，调和脾胃之气，让脾胃恢复升清降浊的功能，从而发挥化湿气、理气消滞的功效。

　　有家长反馈自己去药店说买砂仁，但店员都会推荐买春砂仁。这两者有什么区别吗？其实，春砂仁和砂仁是同一种中药材，功效是相同的，只是产地有所区别。家长在选购砂仁时，最好选择春砂仁，就是广东阳春的砂仁。挑选砂仁时，也最好选购个头大、果身坚实饱满、香气较浓、搓之果皮不易脱落的品种。如果是小个、不饱满、发瘪、果皮易脱落的，则不宜购买。

　　方中使用的陈皮，和温补的砂仁搭配，去寒湿的效果可谓"强强联合"，补而不腻，行而不伤。陈皮性温，味辛、苦，归脾、肺经，可以健脾理气、燥湿化痰、降逆止呕，对于去除寒湿造成的痰多、白色黏痰、咳嗽等有很好的作用。此方对于脾胃虚弱、消化不良、食欲不振、恶心呕吐、腹痛、咳嗽的孩子很适用。

砂仁陈皮粥

材料： 春砂仁 3g，陈皮 2g，粳米 30g。

做法： 春砂仁捣碎，与陈皮一同放入纱布中药袋中备用；锅内加米与适量水，大火烧开后转小火煲至米粥软熟，加入春砂仁与陈皮，继续煲 10 分钟即可。

功效： 理祛湿气，温补脾肾。

用法： 每周 1 ~ 2 次，每次 50 ~ 100mL。

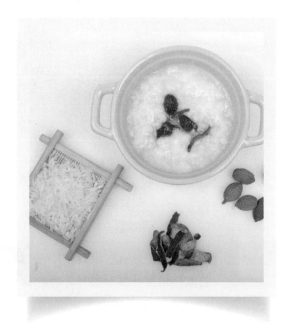

适合年龄： 3岁以上孩子，消化好、无病痛时对证、少量多次服用。蚕豆病患儿可服用。

注意： 有热证的孩子不宜服用。

许教授叮嘱：

质量好的砂仁，可以成就一锅地道的砂仁陈皮粥。要挑选好的春砂仁，应注意：

① 真正的砂仁呈椭圆形或卵圆形，有不明显的三棱，外表为棕褐色，有密生刺状突起，果皮薄而软；而伪品多呈球形或长倒卵形，外观为橙黄色或棕红色，有一层短柔毛或扁形柔刺，且有纵棱线突起。

② 正品砂仁有一股浓烈的芳香气味，味道辛凉微苦；而伪品气微香，味微苦辛而涩。

③ 正品砂仁种子集结成团，分成3室，每室有种子近30粒；而伪品的种子每室仅5～15粒，很稀疏。

如为暑湿偏重的夏季，想要适当给孩子清清热，可以在粥品中加入清热祛湿、利尿解毒的木棉花5g，不仅兼顾脾胃温补，还能够去除湿热。

北方寒湿相对没有南方重，但冬季气温严寒，家长在给孩子温补时可在这道粥中加入适量牛肉，补益气血，能够帮助孩子增强御寒的能力，强健身体，3岁以上且脾胃消化不错的孩子都可以吃。

第❺节

孩子常盗汗、尿床，就用花生瘦肉泥鳅汤

除了冬日进补，秋日进补也是很多家长关注的话题。

古时生活条件简朴，人们对健康的标准仅从胖瘦判断。经过漫长的苦夏，看上去比之前消瘦的人，就会通过秋日进补的方法，让自己变得强壮起来。最直接的就是多吃肉食。这种方法就是"贴秋膘"。

但到了现代社会，人们的营养结构、饮食习惯已经发生明显改变。每餐有鱼有肉，甚至成了如今大多数家庭的常态，其实无须特地给孩子在秋天多吃肉来"贴秋膘"，尤其不要专门摄入比之前正常饮食更多、更滋腻的肉类。

对于孩子来说，脾胃消化成而未全、全而未壮，本身消化功能就差，平时稍微多吃就会积食。在原本营养已经很丰富、均衡的基础上，给孩子吃肉"贴秋膘"反而会使脾胃受累，损耗正气，最终导致脾阳虚损。

到了秋冬，这类孩子就很容易出现盗汗、尿床等情况。秋冬季节给孩子补肾正当时，如何合理进补？应该是在顾护好消化、避免积食的基础上，在合适的季节合理地储藏好阳气。具体该怎么做？不妨多给孩子做这道小补汤——花生泥鳅汤。

泥鳅

性味：性平，味甘。

归经：归脾、肺、肾经。

功效：补中气，祛湿邪，暖中益气，解消渴，不仅利于孩子长高，还能有效改善孩子尿床、盗汗的情况。

提起泥鳅，有的家长觉得泥鳅长得怪吓人的，而且怕清理时弄不干净，不会做；也怕泥鳅刺多，宝宝不会吃。其实，被称为"水中人参"的泥鳅，是很常见的食药材，而且营养价值和药用价值都比较高。

据《滇南本草》记载："泥鳅煮食，味甘、淡，性平。煮食，主治五劳、五热，小儿脾胃虚弱，久服可以健胃补脾，令人白胖。" 泥鳅入脾、肺经，具有健脾补气的功效，尤其适合脾胃虚寒、过敏体质的孩子食用。此外，泥鳅还有养阴补气的功效，给孩子用泥鳅煮粥或者煮汤，孩子盗汗或者尿床的情况能得到明显改善。

花生泥鳅汤

材料： 花生 10g，猪瘦肉 50g，泥鳅 25g，姜片、盐、胡椒粉少许。

做法： 猪瘦肉切块，焯水待用，泥鳅处理干净；锅内加 1000 ~ 1200mL 水，大火烧开后加入猪瘦肉、花生、姜片，再次烧开后转小火煮 1 小时；揭盖倒入泥鳅、盐、胡椒粉，煮 5 分钟即可。

功效： 补中益气，利水祛湿。

用法： 日常保健调补，每周 1 次，每次 1 碗。

适合年龄： 3 岁以上孩子，消化好、无病痛时少量多次饮用。蚕豆病患儿可饮用。

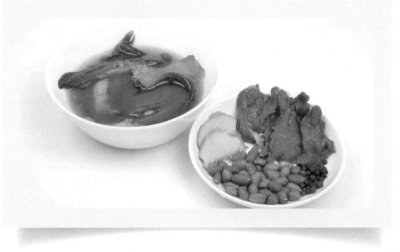

许教授叮嘱：

挑选好泥鳅很重要。一定要选择活力比较好，身体摆动强健有力，不易抓取的泥鳅。还要注意观察装泥鳅的容器里是否有大量死泥鳅，如果很多，说明泥鳅都不太新鲜了。要选择水沫很少、水质较清的容器里装的泥鳅。如果泥鳅身上出现淤血或出血点等症状，就是皮肤病的表现，最好不要选购这样的泥鳅。

泥鳅的处理确实比较麻烦。若担心这一问题，也可用类似功效的食物代替，如生鱼、黄鳝、鲫鱼等，都是非常适合给孩子秋冬进补的。

第❻节

孩子着凉感冒，喷嚏、鼻涕不断，就用葱白豆豉汤

天气变化，孩子就喷嚏不断、流清鼻涕，严重者甚至连幼儿园/学校也不能上了，真的愁坏了家长们。

尤其在南方，乍暖还寒的气候很常见，孩子上午还穿着短袖去上学，下午就有台风来袭，快速降温……一些抵抗力稍弱、阳虚质或没有及时增添衣物的孩子，就很容易会因此着凉受寒，引起风寒感冒。

> **判断孩子是否着凉受寒：**
>
> ① 突然打喷嚏、流清涕，流鼻水明显增多，甚至咳嗽。
>
> ② 腹痛腹泻，甚至呕吐；大便呈泡沫状、水样或蛋花样。
>
> ③ 舌质偏淡，舌苔薄白甚至湿润；或舌苔白厚腻，铺满整个舌头。

也许有些家长会问，孩子就是总流鼻涕、咳嗽几声，有时打几个喷嚏，要怎么判断他是否着凉？

此时，最好马上为孩子进行驱寒处理，将外感遏制在开始阶段。从事临床工作这么多年，在孩子风寒感冒的处理上，我总结了几个经验：

① 温暖背部：孩子着凉后，用暖水袋、暖宝宝温暖其后背大椎、肺俞乃至督脉，待孩子后背、后颈微微发汗，能达到驱寒的目的。注意使用时避免烫伤；也可通过工字搓背的手法进行小儿推拿，达到类似的效果。

② 泡脚驱寒：可以立即给孩子用50g艾叶煮水泡脚（也可以用感利通沐浴液或沐足包）直至孩子微微发汗，能起到驱寒作用。

③ 暖脐贴驱寒：可以立即用许暖儿脐贴驱寒，贴敷肚脐（神阙穴）2～4

小时，可连续使用2~3天。如临时买不到许暖儿脐贴，也可以立即用暖宝宝或者暖水袋代替。

此外，还可以用食疗方驱寒解表。下面这道葱白豆豉汤称得上专治风寒感冒的经典方，适用于风寒感冒初期，很适合体质阳虚、虚寒、容易感冒发冷的孩子。喝下后1~2小时，风寒感冒的症状就可以明显缓解。

其中，葱白是辛温解表的常用材料；淡豆豉不仅对集聚在表的寒邪有化开、散开的作用，对孩子淤堵在中焦的积食也有疏通作用。

葱白豆豉汤

材料： 大葱葱白1根，淡豆豉5g，生姜5g，陈皮1g，红糖适量。

做法： 葱白、豆豉、生姜、陈皮放入沸水中，小火煲15分钟，再加入红糖适量调味即可。可视情况连服3天。

功效： 散寒解表，适用于风寒感冒初期。

适合年龄： 3岁以上孩子，消化好、无病痛时对证、少量多次分服。蚕豆病患儿可服用。

用法： 每周2~3剂。

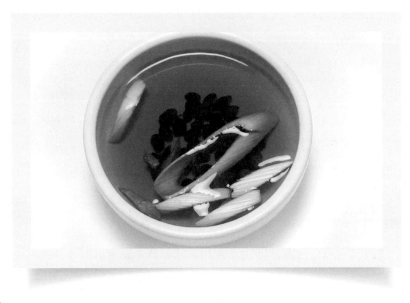

许教授叮嘱：

葱白入药散寒，小葱发汗的效果没有大葱好。建议选1根大葱，实在买不到，可用3根小葱代替。

虽然风寒外感初期可以选择葱白豆豉汤作为辛温解表的食疗方，但如果孩子风热感冒、体虚不摄汗、阴虚明显、有热证时，就不建议用，更建议对证服用其他感冒药，如可以外贴银胡感冒散、口服抗感颗粒。

如果孩子的风寒感冒已经入里化热，出现很多热证表现，此时也不建议用葱白豆豉汤，可以用寒温并用的小儿葫芦散等中成药，外贴银胡感冒散，必要时（发热38.5℃以上）服用退热药。

如果孩子已经使用退热药降温，在用了方法有效发汗的情况下，不推荐用不同的方法多次、重复发汗。因为过量发汗，不仅伤津耗阴，更容易让孩子腠理肌肉失于濡养，引起肌肉酸痛、头痛等症状。

第**7**节

孩子总喊腹痛、瘦小不长个子，就用儿童小建中汤

有些孩子每到夏天，冰激凌、冷饮、冷食总不离口，于是虚寒腹痛、腹泻、反胃呕吐就找上门；到了冬天，不注意暖胃护脾，总是把肚子露在外面睡觉，于是腹部冷痛、体虚易生病情况就缠绵多见。常年下来，虚寒腹痛、瘦小不长肉、频繁生病就成了孩子甩不掉的"伙伴"，愁坏了家长们。

有的孩子长期无名腹痛，去看医生，往往诊断为肠系膜淋巴结炎，也没有很好的对证药物和系统的治疗方法。其实，从中医的角度来看，肠系膜淋巴结炎的病机，就是反复的饮食喂养不合理、消化不好，导致气滞血瘀、湿滞内蕴。《诸病源候论》曾说："久腹痛者，脏腑虚而有寒。"经常肚子痛的人，脏腑尤其是脾胃一定是虚寒的。

> **对于调理脾胃虚寒，有一道很有名的汤方——小建中汤。方中材料包括：**
>
> 桂枝：散寒解表，温通经脉，促阳化气。
>
> 芍药：养血和营，缓急止痛，敛阴平肝。
>
> 甘草：补脾益气，祛痰止咳，调和诸药。
>
> 生姜：解表散寒，温中止呕。
>
> 大枣：补脾和营，益中生血，养心安神。
>
> 饴糖（麦芽糖）：补脾益气，缓急止痛，润肺止咳。

以上这些药加起来，可以发挥以温中补虚、和里缓急的作用，还能缓解肝脾不和，以及着凉引起的腹痛不适、腹泻、手脚冰冷等。

只要孩子常出现以下 3 种状况，都适合儿童小建中汤：

① 瘦小不长个子，经常脾胃虚寒，容易积食、生病；

② 爱发脾气，睡眠质量差，入睡不安稳；

③ 容易吹风受凉，导致腹痛不适，解水样大便。

我在原方的基础上进行了适当加减，调整成儿童小建中汤。如果孩子脾胃虚寒，常常因为肚子受凉而腹痛、腹泻，可以先用三天新三星汤+许暖儿贴。如果症状还是没有缓解，就可以用上这款小建中汤了。

其中，方中使用的饴糖是我们常说的麦芽糖，就是麦芽、糯米、玉米发酵做成的糖，吃起来不会甜得腻口，带点清甜和微苦。中医认为，麦芽糖性温、味甘，归脾、胃经，具有补中益气、缓急止痛的功效。所以，方中的麦芽糖并非单纯用来调味，本身也有补益的功能。

儿童小建中汤

材料： 麦芽糖 10g，桂枝 3g，芍药 6g，生姜 3g，炙甘草 2g，去核大枣 2 颗。

做法： 除麦芽糖外，其余材料入锅煎煮，500mL 水煮至 100mL 水即可。

功效： 健脾柔肝，平补阴阳，增强免疫力，适用于由肝脾不和导致的营养不良、易生病、身体弱的孩子。

用法： 服时加入麦芽糖调味，调理脾胃虚寒时每周 1～2 次，

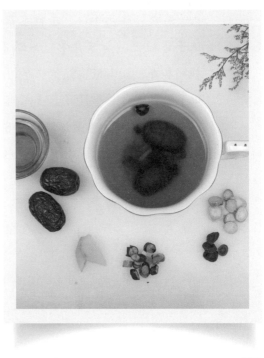

每次约100mL。

适合年龄： 2岁以上孩子，消化好、无病痛时对证、少量多次分服。蚕豆病患儿可服用。

许教授叮嘱：

要注意，孩子出现某些情况时就不适用儿童小建中汤：有积食、有急性炎症、有风热感冒时；有呕吐症状时；有"热气上火"的热证表现时。

只要孩子的寒性特征还存在，并且自身没有热证表现，就适合服用儿童小建中汤来健脾胃、驱寒气。

此外，针对不同的孩子，出现的症状也有些许不同，家长也可以通过增减药量给孩子定制专属小建中汤：

孩子消瘦、脸色苍白、手脚冰凉：加1g干姜、2g砂仁；

孩子易积食、山根青紫、睡眠不安：除去大枣、炙甘草、芍药，加3g木香、3g山楂、5g孩儿草；

孩子面色萎黄、出汗多、手足潮热：加3g太子参、3g乌梅；

孩子脾气暴躁、易受惊吓：加5g酸枣仁、3g浮小麦、8g去心莲子。

第**8**节

孩子脾肾虚，半夜遗尿、尿频尿多，就用止遗粥

孩子遗尿、尿多，是家长育娃路上无法绕开的问题。尤其当孩子上了幼儿园，甚至准备上小学时，这个问题如果不解决，宝宝的情志也会因为怕被同学、老师嘲笑而受到影响。有些家长往往比较心急，面对孩子屡屡尿床的现象，开始控制不住情绪，难免大声呵斥或强行纠正，于是孩子一紧张、一害怕就更加控制不住尿意，治疗起来也会更加复杂。

孩子总是半夜尿床、尿多尿频，是肾出现问题了吗？其实，中医把儿童尿床、尿频的问题称为"小儿遗尿"。

> 怎样才算是遗尿？夜间熟睡时或白天睡眠时自然遗尿，醒后方觉；轻者数日1次，重者每夜必遗或一夜数次；更严重者，白天清醒时也无法控制膀胱排尿。

3岁以下遗尿的孩子，大多是由于五脏六腑还没有发育完全，无法控制排尿，属于正常现象。如果3岁以上孩子尿频、尿急，但每次的尿量都不多，而且每次小便都有不适症状，排除尿路感染（如出现尿道口红肿、尿液浑浊、尿中有血、因炎症发热等，也可能是男孩3岁前没及时翻转包皮因包茎藏污纳垢）等炎症问题，孩子很可能属于脾肾两虚的情况。

脾主运化水液，而肾为主水之脏，孩子脾肾两虚时，水液代谢失常，尿液失于气化，就会尿频。脾肾两虚的孩子往往尿频且尿多、淋漓不尽，尿液颜色淡黄，甚至无色，味道也不重，有的可能会夜晚遗尿；部分孩子还有肾气不足的明显特征，如面色萎黄、食欲不振、手脚冰凉等。

人体的肺、脾、肾共同统摄、调停身体水液，"脾常不足、肾常不足"是孩子普遍的体质特点。因此，对于脾肾两虚的孩子，除了驱寒，本质还得补足脾肾阳气。为此，我推荐这款止遗粥，食药材包含黑豆、淮山、莲子等，有健脾补肾、止遗缩尿之功效。

除此之外，还可以适当给孩子吃一些补肾的食物，比如核桃、腰果、芡实、山药、红薯，或黑木耳、黑芝麻、紫米、黑米、香菇等"黑色入肾"的食物。

止遗粥

材料： 黑豆 20g，去心莲子 10g，淮山 10g，芡实 10g，粳米 50g，猪肾半只，姜丝数条。

做法： 猪肾用姜丝腌制备用；其他材料入锅，加约 4 碗水煮粥至粥水软烂；加入猪肾，再煮 15 分钟即可。

功效： 补益脾肾、止遗缩尿。

用法： 每周 1 ~ 2 次，每次 1 小碗。

适合年龄： 3 岁以上孩子，对证、少量多次分服。蚕豆病患儿可服用。

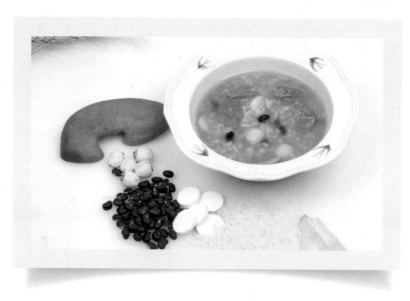

许教授叮嘱：

除了上面粥品中用到的食药材，一些有健脾补肾、止遗缩尿功效的食材都可以用于孩子的日常饮食中，变着法地给孩子吃，如糯米、韭菜、乌梅、覆盆子、益智仁、金樱子等属性温补的食药材。

此外，要想对证调理脾肾虚寒引起的小儿遗尿，除了食疗，还可以从艾灸、小儿推拿等方法入手，都可以起到温补脾肾的效果。

2岁以上的孩子可以用艾叶泡脚，用50g艾叶煮水，晾温至40℃左右，给孩子泡脚10～15分钟，直至身体微微出汗即可。每周1～2次。

还可每天给孩子做一些小儿推拿，调理体质的同时也能呵护情志：补肾经100下，补脾经100下，揉按二人上马100下，上捏脊5次。

3岁以上的孩子，在不排斥艾灸的情况下，可以尝试艾灸神阙穴、涌泉穴、大椎穴，每周1～2次，每个穴位最多艾灸2分钟。如果孩子年龄小、不习惯艾灸，推荐家长选择在无风晴朗的天气（上午10点、下午4点为宜）带孩子出去晒晒太阳，利于补足身体阳气。

除此之外，如果孩子遗尿，但尿急、尿黄、尿量少，且小便短赤，尿液颜色比较深、发黄，味道重——这往往是下焦湿热导致的遗尿。可以用木棉花冰糖水清热祛湿，缓解症状。另外，家长在孩子2岁后应培养孩子自主排尿习惯，不要过度依赖尿不湿。

第❾节

孩子手足冰冷、肚子受凉，温阳就用艾叶红葱饭

　　前面我们聊到了艾灸疗法。其实，不是所有孩子都适合艾灸。用艾草给孩子温阳，在食疗中更适合。

　　艾草，是清明节前后生长旺盛的时令野菜。要想给孩子品尝春天时令菜的味道、补身体，顺着春阳积攒生发之气，这种植物就很值得推荐。因此，对身体属于"虚寒之体"的孩子来讲，不妨趁着春天这个大好时机，用艾叶给孩子温阳补虚。

艾叶

性味：性温，味苦、辛。

归经：归肝、脾、肾经。

功效：温中，逐冷，除湿，用于下元虚冷、腹部冷痛、手脚不温、风寒感冒、风湿痹痛等。

　　艾叶被作为药物正式记载，始见于梁代陶弘景的《名医别录》。唐代孟诜的《食疗本草》最早介绍了艾叶的食疗方法及作用。《本草纲目》记载："艾叶取太阳真火，可以回垂绝元阳。"

　　需要注意的是，艾叶偏温，体内有热的人是不建议吃艾、用艾的。孩子若有明显热证，暂时不适合用艾，比如有舌红少苔、舌红苔黄、草莓舌等舌象，长痱子、湿疹等皮肤状况，生病发热、肝火过旺、脾胃积热等特殊情

况，都要等到缓解之后才用艾。

生活中就常常见到很多家长使用艾叶的误区，如用艾叶给长湿疹或热痱的宝宝泡澡，反而"热上加热"，不仅诱发疹子，甚至还有加重出疹的可能。

因此，用艾也得对证，切不可盲目使用。想用艾给孩子做食疗药膳，最好先确认孩子有无热证——只要遵循"热不能用艾"的原则，一般不会出错。

艾叶温阳的食疗，推荐一款效果不错的艾叶红葱饭，不仅开胃，还温补，最适宜在变天降温的时候吃。红葱、艾叶都是暖肚子的，适量食用还可以预防风寒感冒。

艾叶红葱饭

材料： 艾叶 20g，红葱 1 根，白米饭适量。

做法： 艾叶洗净沥水去苦味，和红葱一起切碎备用；热锅下油，爆炒红葱，加入艾叶继续翻炒片刻，加入米饭、盐，炒至米饭粒粒分明即可。

功效： 开胃，暖中，补阳气。

用法： 每周 1 次，每次半碗。

适合年龄： 3 岁以上孩子，消化好、无病痛时少量多次食用。蚕豆病患儿可食用。

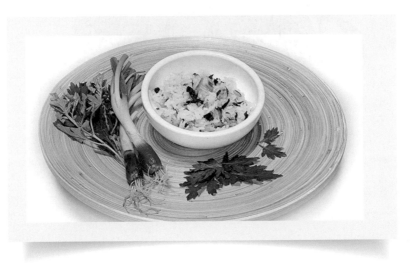

刚采摘下来的新艾会有股苦味，孩子可能会不爱吃。这里有个去苦小秘诀：

烹煮前，可以加少量盐揉搓艾叶，挤出汁水，冲洗3～5遍，再用热水（或热碱水）沥一沥，苦味就会少很多，还能洗干净其中的杂草污物。

如果觉得这款炒饭稍微有些热性，不那么好消化，也可以给宝宝煮一碗容易消化的艾叶蛋花汤，2岁左右低龄宝宝也可以吃，做法很简单：取艾叶30g洗净沥水、去苦味，切碎备用；鸡蛋1个，取蛋液打散加盐；锅中加水放入艾叶，待艾叶稍微变色后加入蛋液，水开后可加盐或加少量黄糖调味即可。

当然，根据南北方口味的差异，大家还可以根据个人口味，做成艾叶青团、艾叶鸡蛋饼、艾叶鸡汤、艾叶饺子等，这些食物都能发挥温阳的效果。

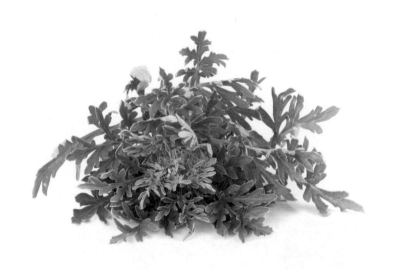

许教授叮嘱：

对于体质偏虚寒的孩子，还可以外用艾叶。除了前面介绍的用艾叶泡脚之外，有需要的家长可以给孩子制作艾草香囊。

茯仙清香囊：

取香橼10g，草果10g，丁香10g，藿香10g，川芎10g，艾叶10g，所有材料研磨成粉并搅拌均匀，平分成10份，分别用纱布包裹好放入香囊中，可做成10个香囊，全家适用。

《神农本草经百种录》记载："香者，气之正，正气盛则除邪辟秽也。"全年龄段宝宝都适合茯仙清香囊。但需注意，香气走窜发散，孕期的准妈妈不宜使用。

日常让孩子随身佩戴，能避免湿浊之邪困阻中焦脾胃，起到健脾祛湿、行气和胃的作用。只要看护好孩子，不让其误食、含咬，就可以放心使用。日常给孩子佩戴，放在居室、车内，或挂在婴儿车中，都是可以的。且每个香囊都可以用到香味淡为止。

当然，有些孩子对香味比较敏感。如果孩子不喜欢香囊的味道，也不必勉强。

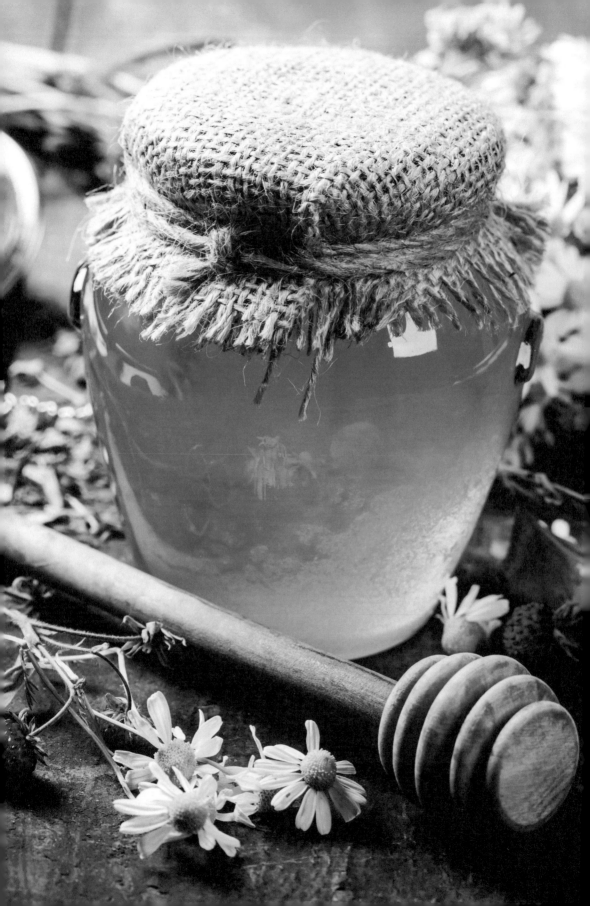

第七章

阴虚火旺的体质，
气虚阴虚常用食疗方

积食久了，容易化热、损耗津液；胃不和则卧不宁，孩子休息不好，最为伤阴；总流虚汗，伤阳伤津……长此以往，孩子的体质就会向阴虚体质转变。这也是一些孩子总是热气上火的原因。

有家长会发现，孩子很容易"热气上火"，喉咙发炎、干痛，但喝"去火"的凉茶似乎也不管用，或者当下热气症状稍微缓解了，稍不注意，吃多吃杂一些，热气又"卷土重来"，感觉孩子体内像是有祛除不掉的"火"一样。

动不动就喝凉茶，肯定是不合适的。家有"火娃"，要思考是不是外热内寒或有虚火，这种虚火光靠清热是解决不了的。

当孩子体内出现内燥，阴液不足，不能滋润五脏，五脏就得不到濡养，无法正常运转、储藏能量。此时只要有能量进入体内却消化不了，孩子就容易"上火"，也就是阴虚火旺。若得不到妥善调理，长此以往，就会形成气虚兼夹阴虚的体质。所以，气虚兼夹阴虚体质，也是孩子气虚质的一种类型。

气虚兼夹阴虚甚至气阴两虚的孩子有哪些表现呢？

① 手脚心在日常生活中总是热热的，甚至冒汗；身上也偏热，总感觉在低烧，但体温又是正常的。

② 舌体瘦长，舌头比较红，舌苔薄，出现地图舌（舌苔部分剥落，红一块白一块的不规则形状）。

③ 大便干燥、硬结，小便量少、色黄。

④ 皮肤干燥，容易口燥咽干，偏爱喝冷饮。

⑤ 眼袋（气池）青紫，体形消瘦。

⑥ 好动、脾气大，晚上睡觉容易盗汗、踢被子。

如果孩子总是感觉口干舌燥的，又很爱上火，结合舌象观察，大概率是偏阴虚的体质。

　　阴虚的孩子，肉食和油炸燥热的食物可能吃得过多，蔬菜、五谷反而摄入不足，这会导致阴液不足。有些孩子发热、久病，伤津耗阴，阴液亏少，身体得不到足够的滋润，也会反映出阴虚特质。

　　给阴虚的孩子调理身体，主要是补气血、补津液。脾胃是气血生化之源，要补阴，首先要调理好脾胃。调理方法主要是先积极消食导滞助消化，等到舌苔改善一些，再考虑清热滋阴。

　　在日常保健食疗方的选择上，宜在健脾益气基础上适当多吃养阴生津的食物，如百合、乌梅、麦冬、蜂蜜、枇杷等，适量吃些维生素含量较高的平性蔬菜水果。不要吃煎、炸、熏、烤、油腻不化的食物。

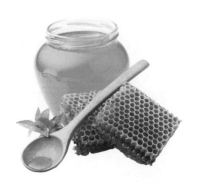
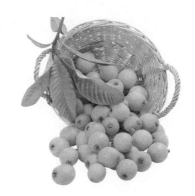

第❶节

孩子阴虚内热，盗汗、火气大，就用黑枣浮小麦茶

当天气愈发炎热时，无论是在室内还是户外，孩子额头、后背的汗珠仿佛没有停过。有的家长会认为孩子白天玩得太"疯"了，多出汗很正常。但是，如果孩子在平静、环境适宜的情况下，全身或某些部位出汗过多，甚至大汗淋漓，头发像洗过的一样，或睡到后半夜，却仍然满头大汗，枕头、衣服、头发都湿透了，这显然是不正常的出汗。

孩子出汗多的问题，我们在第二章第3节有详细讲解——绝大多数孩子汗证都是实汗，只要顾护好消化、清积食，问题会大大缓解；虚汗多是因为气虚不能摄汗导致，需要有针对性地给孩子健脾补气。

如果孩子虚汗的情况比较严重，"气虚不能敛阴，阴虚易生内热，迫津外泄"，体内的阴液因暴汗而匮乏，流失严重，要注意孩子是否有阴虚的表现，这种情况若不多加注意，就容易发展成虚夹阴虚、气阴两虚。

比如，孩子经常在晚上睡着后出汗，白天活动时也容易出汗，并伴有体形偏瘦、易烦躁、口干舌燥、手脚心发热等症状时，就要给孩子重点益气养阴了，可以考虑多给孩子做黑枣浮小麦茶来收敛汗液。

浮小麦

性味： 性凉，味甘。

归经： 归心经。

功效： 补益肺脾气虚，养心除烦，健脾益肾，除热止渴，专敛虚汗。

浮小麦为禾本科植物——小麦的干燥、轻浮、瘪瘦的果实。以水淘之，浮起者为浮小麦，又称浮麦。《本草汇言》记载："此药系小麦之皮，枯浮无肉，体轻性燥，善除一切风湿在脾胃中。如湿胜多汗，以一、二合炒燥，煎汤饮，立止。倘属阴阳两虚，以致自汗、盗汗，非其宜也。"可以看出，浮小麦除虚热、止汗的功效还是备受认可的。

浮小麦专敛虚汗，可单用煎服或研粉冲服。针对孩子气虚的体质基础，也可以与黄芪、麻黄根、白术，或五味子、牡蛎等同用，用于体虚自汗不止。此外，浮小麦还能益气扶弱、除热益阴，用于阴虚羸弱引起的骨蒸劳热，可与生地、麦冬、地骨皮、玄参同用，增强养阴退热的作用。

汗为心液。孩子夏季出汗多，常自汗、盗汗，也会对心有损害。因此，体质比较虚的孩子，津液流失比较严重，心火会比健康孩子更旺。当心火过盛、心阴不足时，孩子容易心烦、燥热、虚火上炎、入睡不安稳。

方中使用的麦冬性微寒，味甘、微苦，归肺、心、胃经，正好可以发挥滋阴降火、清心安神、益胃生津的作用，从而能对证调理阴虚导致的内热症状。

黑枣浮小麦茶

材料： 浮小麦 15g，麦冬 8g，去核黑枣 2 枚。

做法： 黑枣切片后，与浮小麦、麦冬入锅煮水，加约 400mL 水，煲沸约 10 分钟，去渣即可饮用，也可反复用开水泡饮，分次服用。

功效： 固表止汗，补中益气。

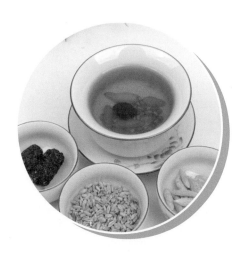

用法： 每周 1 ~ 2 次，每次约 100mL。

适合年龄： 2 岁以上孩子，消化好、无病痛时对证、少量多次分服。蚕豆病患儿可服。

许教授叮嘱：

气虚明显的孩子，还可以在黑枣浮小麦茶中增添15g山药及10g莲子，增强其健脾养心的功效，能更好发挥止汗的效果，孩子整体免疫力也有所提升。

此外，如果家长平时工作繁忙，没有太多时间帮孩子食疗止汗，可以在医生指导下给孩子服用虚汗停颗粒，其成分包括黄芪、煅牡蛎、浮小麦、糯稻根、大枣，主要功效是益气养阴、固表敛汗，适合于气阴不足之自汗、盗汗。

一般使用方法：4岁以下孩子1次5g，1日2次；4岁以上孩子1次5g，1日3次；建议视孩子的身体状况，连用4~8周甚至更长时间。

第**②**节

孩子手足心热、大便干硬，就用沙参麦冬扁豆山药粥

阴虚火旺的孩子一定经历过类似情况：家长摸摸孩子的小手，感觉手心烫烫的，担心孩子可能低热，但可测量体温又属于正常范围。这是怎么一回事呢？

中医有个术语叫"五心烦热"，说的就是双手双足心发热、心胸烦热的症状，五心烦热的孩子情绪也会比较烦躁焦灼。手足心热，其实就是体内有"火"的表现，通常是由脾虚引起的阴虚火旺。阴虚火旺的孩子，脾胃多少有所不和，且胃火容易大，孩子很容易出现胃强脾弱、吃得多、常积食、不长个子、大便干的表现。

另外，手掌对应脾胃，如果孩子的脾胃中焦淤堵不通，时间久了，热气积郁，损伤脾阴，手心就容易发烫。

针对气阴两虚日久夹杂的内火旺盛，要调理由此引起的孩子手足心热，关键在于调理脾胃，并处理好虚实夹杂的热气上火。推荐滋阴生津液效果显著的沙参麦冬扁豆山药粥，清淡、易消化，兼顾清热与滋阴、健脾与养心。

沙参

性味： 性微寒，味甘、微苦。

归经： 归肺、胃经。

功效： 养阴清肺，益胃生津，多用于肺热燥咳、阴虚劳嗽、津伤口渴等。

参有南北之分，这一食疗方中的沙参主要是南沙参，如果有用到北沙参，会在此特殊标注。之所以选择南沙参，是因为南北沙参其实是两种完全不同的食药材，南沙参为桔梗科沙参的干燥根，而北沙参则是伞形科珊瑚菜的根。

北沙参调养胃阴的功效明显。其实南沙参也能调养胃阴。胃强脾弱（能吃不长、容易热气上火、脾气暴躁、睡眠质量差）的孩子往往胃火大，调理后期，在消化状况不错的前提下，能用南沙参补益脾气，又不害怕孩子补益过温、虚不受补，最适合气虚夹阴虚体质且阴虚特征较严重的孩子。

在调理胃阴方面，北沙参的力度比南沙参更强，但一般来说，孩子用不到那么强的清胃火食药材，南沙参就足够了。

这道沙参麦冬扁豆山药粥还使用了清热滋阴的麦冬，以及有健脾之效的白扁豆、山药。以上食药材合用，可以发挥不错的滋阴清热、降火除烦、清心养心、健脾益气效果，长期手足心热、便秘、口干渴、爱发脾气的孩子可以多吃。

沙参麦冬扁豆山药粥

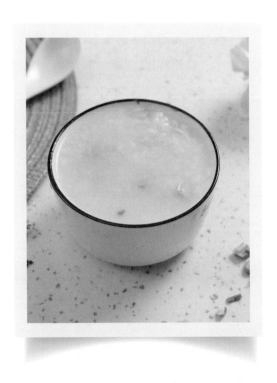

材料： 沙参 10g，麦冬 10g，白扁豆 15g，山药 20g，粳米 50g。

做法： 先将沙参、麦冬加水煮 20 分钟取汁，再将汁加粳米、扁豆、山药煮成粥食用。

功效： 养阴生津，滋养肺胃，清热除烦。

用法： 每周 1～2 次，每次 1 小碗。

适合年龄： 2 岁以上孩子消化好，无病痛时对证、少量多次分服。蚕豆病患儿可服用。

许教授叮嘱：

这款沙参麦冬扁豆山药粥以清热滋阴为主，属性偏寒凉，经常手脚冰冷、容易腹泻、腹冷痛、消化不良的阳虚质孩子不适合食用，否则会"凉上加凉"，加重症状。

如果孩子除了手足心发热，大便特别干硬、难解，每次上厕所都解得想哭，那可以在粥中加一点火麻仁或者黑芝麻，起到润肠通便的作用。

方中白扁豆有祛湿的功效。可能有家长会问："孩子阴虚，也需要祛湿吗？会不会加重阴虚？"

这里需要给家长明确一个概念——湿气≠津液。津液是机体一切正常水液的总称，包括各脏腑形体官窍的内在液体极其正常的分泌物。而湿气是一种病理产物，具有黏腻的特质，是身体无法正常运化而产生的黏着在体内的液体。

因此，给阴虚孩子祛湿，只是除去体内的病理产物，并不会影响到体内的津液。相反，为阴虚的孩子祛湿，反而还会解放出被湿邪困住的脾胃，让脾胃恢复运化水谷精微的功能，从而缓解阴虚的症状。

对内湿不是特别明显的孩子而言，用沙参麦冬扁豆山药粥起预防作用足矣。如果湿滞明显，兼舌质红、舌形细长，则要遵循"先消积祛湿，再滋阴"的原则，可以先用四星汤或五星汤（第四章第1节），等湿滞情况好转，再根据孩子的具体情况调理阴虚。

第❸节

孩子"虚不受补",咽痛、口干、唇裂,就用麦斛参术饮

家长一旦动摇给孩子进补的念头,孩子就容易生小病。这真是让不少医生都很无奈的一件事。孩子体质娇弱,受不得大补、峻补,我们前面说到的适合孩子的健脾保健方,也以平补、补脾为主。用错进补的方法,会加重孩子的脾胃负担,伤津耗阴,孩子很容易出现虚不受补的情况。

除了进补,天气一转凉,家长就会给孩子强行保暖,导致很多孩子因为暖气、暖水袋、暖宝宝"上火",出现咽干、鼻干、口干、皮肤干等情况。

对于虚不受补、津液亏损造成的阴虚热气情况,喝凉茶效果普遍不大,但可以给孩子喝一道滋阴"儿童凉茶"——麦斛参术饮,石斛与麦冬是其中的最佳拍档,二者功效类似,皆能清热滋阴。

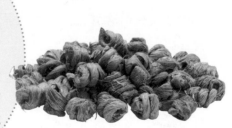

石斛

性味: 性微寒,味甘。

归经: 归胃、肾经。

功效: 益胃生津,滋阴清热,多用于阴伤津亏、口干烦渴、食少干呕等,对于胃热及阴虚火旺都有良好的治疗作用。

《本草纲目》记载,铁皮石斛"强阴益精,厚肠胃,补内绝不足,平胃气,长肌肉,定志除惊,轻身延年"。《药性论》记载,石斛能"补肾积

精、养胃阴、益气力"。

麦冬，也叫作麦门冬、沿阶草。《神农本草经》中将麦冬列为上品药材，并称麦冬"久服轻身，不老不饥"。《本草正义》记载："麦冬，其味大甘，膏脂浓郁，故专补胃阴，滋津液。"

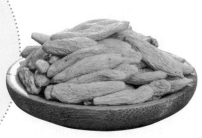

麦冬

性味： 性微寒，味甘、微苦。

归经： 归心、肺、胃经。

功效： 养阴生津，润肺清心，多用于治疗咽干口燥、肺燥干咳、热病津伤、肠燥便秘等证。

最简单的清热滋阴茶：

用5g麦冬煮水、煲粥给孩子喝，1岁以上的孩子都能服用。想加强滋阴功效，则再加5g石斛，建议2岁以上孩子对证饮用。连饮2～3天，阴虚热气能大大缓解。

想要调理气阴两虚，则可再加补气健脾的中药材，这就组成了今天介绍的麦斛参术饮。

麦斛参术饮

材料： 石斛 5g，麦冬 5g，太子参 5g，白术 8g。

做法： 材料下锅，加约 400mL 水，大火烧开后转小火煲半小时即可。

功效： 益气养阴，气阴双补。

用法： 严重者可连服3天，预防保健用时，每周1～2次。连服不超过3天。

适合年龄： 2岁以上孩子，对证、少量多次分服。蚕豆病患儿可服用。

许教授叮嘱：

方中使用的太子参，药性相对于人参、党参稍弱一点，擅长清补，有益气、健脾、生津、润肺的作用；使用的白术，对恢复脾胃虚弱有良好的作用，可以治疗消化不良、脾虚乏力、食欲不振、腹胀等症状。

除了有积热、阴虚症状时可以喝，偶尔带孩子去吃了一顿西式快餐或烧烤、火锅之后，也可以喝一杯麦斛参术饮预防热气上火。孩子患有口疮、睑腺炎的时候，也可以适量服用。

不过，孩子如果有明显外感炎症，则不建议饮用。想要给病时高热的孩子滋阴，更推荐喝点米粥，生津的效果比单纯喝水要好一些。

此外，石斛+麦冬的组合有很多，如冬斛饮：

取石斛5g、麦冬10g、菊花5g、枸杞5g，一起下锅，加约400mL水，大火烧开转小火煲40分钟即可。每周1～2次，连服2周。2岁以上孩子可对证连服3天。

这个方子在清热滋阴之余，还兼顾了清肝宁心之用，孩子阴虚热气、脾气大、睡眠受影响时，宜选此方。

此外，如果孩子很容易虚不受补，平时喝白术佛手汤都会"热气"，则可以将白术佛手汤和冬斛饮共煮。

第❹节

孩子高热愈后、久病愈后恢复身体，
就用高热复元方

　　一场高热下来，很多孩子身体都会变得虚弱，即使病好了，也要休养好一段时间才能"春风吹又生"。尤其是高热过后或久病愈后，因为药物的攻伐作用，加上高热时对阴津的消耗，容易伤到孩子脾胃，嘴唇、舌头红红的，嗓子还有些干哑难受，最大的影响还是损耗津液、脾胃受损；加上退热后余邪未清，正气虚弱，孩子的身体恢复尤其"漫长"。

　　这个时候，如果家长懂得及时给孩子做好愈后调理，孩子病后的恢复期就会缩短不少，避免"没法断尾"的情况。高热复元方正适用于以上这些情况。

> 　　高热复元方，顾名思义，是在孩子有持续、反复高热，病愈后又存在伤津耗阴的情况下进行调理恢复使用的。尤其是那些高热突起39℃以上的手足口病、疱疹性咽峡炎、流感、扁桃体炎等儿科流行病，退热后没有急性炎症表现时用这个方恢复比较合适。

　　但是，使用高热复元方的时候需要注意避免以下误区：

● 无论什么病都服高热复元方；

● 生病时就服高热复元方；

● 预防生病时服用高热复元方；

● 低热后服用高热复元方；

● 高热后，但无阴虚症状时服用高热复元方；

　　……

总之，如果不对证地服用高热复元方，不仅不能起到好的作用，有时甚至会加重部分症状，弄巧成拙。高热复元方的使用也得讲究时机，把握好了，才能"一击即中"。如果孩子发热病愈后没有出现明显的阴虚症状，保持清淡饮食就可以了，并不需要用到高热复元方。

高热复元方

材料： 炒谷芽 10g，炒麦芽 8g，陈皮 2g，乌梅 5g，莲子 5g，百合 8g，麦冬 10g。

做法： 材料下锅，加约 1000mL 水，大火烧开后转小火煮 30 分钟即可。也可煲猪瘦肉（50g）汤。

功效： 生津滋阴，消积健脾。

用法： 阴虚症状明显每周可连服 3 天。可连服 3 周。

适合年龄： 1 岁以上孩子对证（没病、明显伤阴时用）、少量多次分服。蚕豆病患儿可服用。

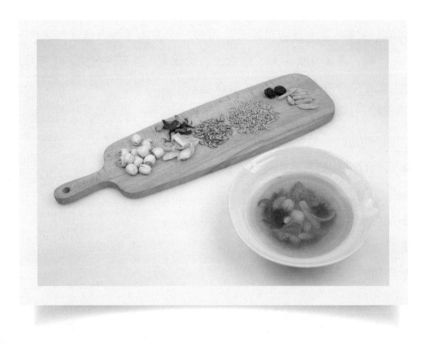

许教授叮嘱：

可以看出，高热复元方中有不少消积食的中药材，能助消化，有助于病愈后虚弱的脾胃逐渐恢复健运。服用高热复元方的同时，不需要同时服用三星汤。

很多孩子病愈后，其舌苔都是白厚的，这往往是一场小病导致的脾胃虚弱、正气不足。家长对此不用太担心，只要清淡饮食，给足脾胃恢复的时间，通常1~2周脾胃消化就能恢复正常。

如果孩子病愈后表现出缺津少阴的症状，但没有明显积食的情况，也可不用喝高热复元方，选择前一节介绍的冬斛饮，味道更好，孩子也更能接受。

对于3岁以下的小宝宝来说，推荐用米粥来调养身体，米粥易消化吸收，可以益胃气、滋津液，利于脾胃恢复，同样适合各种疾病愈后的调养。

第**❺**节

孩子皮肤干燥、燥咳、睡不好，
就用百合银耳莲子糖水

阴虚的孩子遇上燥邪当道的秋天，很容易出现皮肤干痒难耐、燥咳不断、咽干唇燥、心烦气躁等问题，这往往是因为秋燥易伤肺，而肺主皮毛。秋天一到，人体内抵抗疾病的防线由于肺的虚弱而变得没那么坚固了，导致燥邪直入，灼伤肺阴。

同时，气阴两虚质的孩子因秋天肺阴亏虚，不仅没了胃口，还可能出现不爱说话、恍恍惚惚，或者爱发脾气等情况。这就是常见的"悲秋"情绪——秋主收敛，人也会随着天地阴阳的特点而变得收敛消沉；此外，秋天肺金过旺，反过来则会克制肝木，抑制肝的功能，导致肝郁、情志不舒。

帮孩子应对秋燥，首先是要润燥养肺，减少肺气过旺对肝木的影响，其次是护肝理气、安心除烦，这是秋季的养生之道。这道以百合为主食材的百合银耳莲子糖水就能起到不错的养阴润肺、养心扶肝作用。

百合

性味： 性寒，味甘、微苦。

归经： 归心、肺经。

功效： 养阴润肺，清心安神，
补中益气。

《日华子本草》记载，百合能"安心，定胆，益志，养五脏"。《本草求真》记载："百合功有利于肺心，而能敛气养心，安神定魂。" 百合可以温润地应对秋燥，一则养心，二则润肺，加上百合凉能清热、甘能补中，不会让孩子上火，还能健脾养胃，因此，孩子秋天易出现的肺燥干咳、阴虚内热、皮肤干燥等，服用百合都能轻松应对，既清润温和，又对脾胃有所裨益。

最简单的宁心安神百合方：

可以用5g百合煮粥水，添加辅食后的孩子都能时不时喝来保健，能宁心安神，有助睡眠。

下面将介绍这道百合银耳莲子糖水，百合擅长养阴润肺、清心安神，莲子擅长补脾益肾、养心安神，再配上清热养阴的银耳，十分适合皮肤干燥、燥咳、咽痛口干、睡不安稳、火气大、睡眠质量较差的孩子。

百合银耳莲子糖水

材料： 百合8g，去心莲子10g，银耳8g，枸杞子5g，冰糖5g。

做法： 银耳、百合洗净泡发，莲子下锅，加约600mL水煮至微软，放入百合、银耳、枸杞子煮10分钟，加冰糖调味即可。

功效： 养阴润肺，养心扶肝。

用法： 每周不超过2次，每次1小碗。

适合年龄： 2岁以上孩子，对证、少量多次分服。蚕豆病患儿可服用。

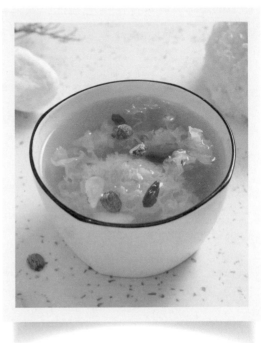

许教授叮嘱：

如果孩子素来健康，没有明显的阴虚干燥、热咳燥咳症状，日常保健可以食用鲜百合，每次煮5～10分钟即可，以保持酥脆的口感。干百合一般用于食疗药膳调理中，多用于辅助改善肺热、肺燥、劳虚久咳、干咳等。

关于百合的用法，只要不是脾胃明显虚寒，一点冷饮都吃不得，一丝空调风都吹不得，体质正常的孩子都适合吃百合。但给孩子使用干百合的时候也有注意事项：每周不超过3次，最好隔1～2天服用1次；百合属性微凉，风寒咳嗽、着凉腹痛、解水样便的孩子不能吃；如果换成百合粉，保证其为纯天然产品的前提下，煮粥时可加进去1～2勺。选择干百合，应挑选没有杂质、没有黑色、肉质厚而晶莹剔透、颜色纯白或者微黄，并且干燥无异味的百合。慎用硫黄等化学物质加工的劣质百合，最好在正规药店购买。

除此之外，百合还是家常膳食中的百搭佳品，例如：用赤小豆搭配百合，可以利尿除湿；用南北杏搭配百合，可以润肺止咳；用沙参搭配百合，可以滋阴益气。

第6节

帮孩子躲开温燥"秋老虎"，就用沙参玉竹瘦肉粥

我们在前面一节提到了秋燥润肺、养肝的相关食疗方。对于"秋老虎"，我们不得不替孩子严防。有的家长只会叮嘱孩子多喝水，但却发现孩子的嘴唇喝再多的水也是会干燥起皮的。喝进肚子里的水无法顺利转化成水液，无法为己所用，当然起不到补充阴津的效果。

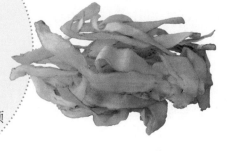

玉竹

性味：性微寒，味甘。

归经：归肺、胃经。

功效：养阴润燥，生津止渴，补虚除烦，多用于热病阴伤、咳嗽烦渴、虚劳发热、小便频数等。

正确地帮孩子秋季养阴，怎能不知道玉竹？

玉竹，别称尾参、委萎、女萎等。《神农本草经》中将玉竹列为上品之药。《日华子本草》记载，玉竹能"除烦闷、止渴、润心肺、补五劳七伤、虚损、腰脚疼痛、天行热狂"。

玉竹的特点是补而不腻、不寒不燥，养阴而不恋邪；柔润可食，长于养阴，主要作用于脾胃，故久服不伤脾胃，主治肺阴虚所致的干咳少痰，咽舌干燥和温热病后期，或因高热耗伤津液而出现的津少口渴、食欲不振、胃部不适等症。

顺便说一下，"三高"人群可以适量玉竹煎水服用，有降血压、降血糖和强心的作用。

给孩子食疗保健，玉竹与沙参时常搭配，是养阴的常用药，能滋阴止渴；二者还常常搭配枸杞子、红枣，润燥养肝；搭配百合、银耳，做成甜汤，润肺润肤，孩子爱喝，也是妈妈们的养颜膳食好选择，食补功效不比燕窝差。

下面给大家推荐一道沙参玉竹瘦肉粥，相比较有玉竹和沙参的糖水，粥其实是更适合孩子的食疗方。米粥能补气生津，健脾止泻，孩子喝进肚中感觉暖暖的，能温和地濡养脾胃。中医也常用粳米煮粥，给孩子调理虚弱的体质。

沙参玉竹瘦肉粥

材料： 粳米 50g，猪瘦肉 50g，南沙参 5g，玉竹 8g，去核红枣 2 枚，姜 1 片。

做法： 猪瘦肉焯水，所有材料下锅，加约 800mL 水，大火烧开后转小火煲 2 小时至粥水软烂即可。

功效： 养阴清热，益胃生津。

用法： 每周 1 ~ 2 次，每次 1 小碗。

适合年龄： 3 岁以上孩子，对证、少量多次分服。蚕豆病患儿可服用。

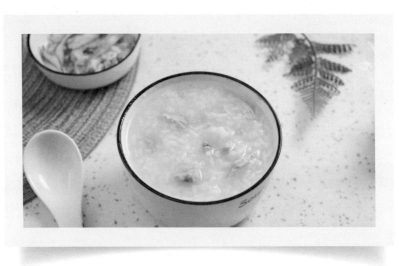

许教授叮嘱：

玉竹与沙参还可煲汤。滋阴滋补的汤水，可用老鸭入汤。这道食疗方3人份可饮，老少咸宜，全家适合：

取南沙参15g，玉竹10g，老鸭1只，生姜2片，陈皮3g，盐适量；所有材料洗净，老鸭宰杀后，去毛和内脏，洗净切块；老鸭与沙参、玉竹、生姜、陈皮放入砂锅中，加清水2000mL（约8碗量），大火煮沸后改小火煲1.5小时，放盐调味即可。2岁左右的孩子消化好、没有明显外感炎症的时候就能喝50～100mL汤。

其中，玉竹作用较缓和，熟用可以滋补养阴，生用可以生津止渴。除了和老鸭搭配，还有多种百变食疗如：玉竹鸡汤，能消除疲劳、强身健体；玉竹泥鳅汤，可补中益气、养阴润燥；玉竹鱼汤，适用于肺胃阴虚燥热者；玉竹鸭汤，可以滋阴止渴、润肤；玉竹绿豆芽汤，能降脂减肥、润肺生津；玉竹膏，补而不腻，滋补效果不错。

此外，该怎么选购优质的玉竹？记住，玉竹以条长、肥壮、色黄白光润、半透明、味甜者为佳，不要选择那种容易破碎、味淡或尝起来发苦、看起来发黑或发黄且没有光泽的玉竹。最好在正规药材店购买。

第❼节

孩子阴虚"地图舌"、大便干结、脾气暴躁，就用滋阴润舌茶

临床上，不少家长反馈经常看孩子的舌苔有些剥脱，像地图，还经常大便干结，甚至拉"羊屎便"，偶尔脾气暴躁，不知道是怎么了。

中医一贯重视舌体和舌苔的变化，素有"舌为脾胃之外候""苔为胃气之根"的说法。有的孩子体质虚弱、脾胃虚弱，也有的孩子阴虚内热，反映在舌苔上都是"地图舌"的表现，也称花剥苔，指舌苔呈块状，铺不满舌面。

地图舌在临床上有两种分型，一种是气阴两虚、以气虚为主，另一种是气阴两虚、以阴虚为主。

气阴两虚、以气虚为主的地图舌

舌象：舌质淡红，舌体偏胖。舌苔比较白腻，而且剥脱面的边缘无隆起，剥脱面常常光滑如镜。

原因：大多为家长喂养不当，经常给孩子吃雪糕、冷饮等，损伤脾胃，导致脾胃气虚。

处理建议：健脾益气+消食导滞，呵护好脾胃消化功能。具体可参考第三章相关食疗方。

气阴两虚、以阴虚为主的地图舌

舌象：舌质红，舌体瘦长。舌苔剥落的边缘偏白黄色，微微隆起，舌面上还常见圆形、椭圆形红斑。如果孩子阴虚严重，舌苔还会全部剥落形成光亮的"镜面舌"。

原因：先天禀赋（父母给予孩子天生的体质就是阴虚体质）、饮食不均衡（肉食、油炸燥热的食物吃太多，蔬菜五谷摄入太少）、较长时间积食没有消除、经常熬夜。

注意：气虚为主的地图舌如不及时调理，很可能会发展为以阴虚为主的地图舌。如果孩子阴虚严重，舌苔还会全部剥落形成光亮的"镜面舌"，则须尽快就医。

对于以阴虚为主的地图舌，日常调理关键在滋阴，但不能太滋腻，同时顾护好脾胃消化。等阴虚症状缓解之后，还得持续注意给孩子补充津液。推荐这道滋阴润舌茶，尤其针对调理阴虚为主的地图舌，有不错的功效。

滋阴润舌茶

材料：太子参5g，麦冬10g，灯心草0.5g，乌梅5g。

做法：材料下锅，加约800～1000mL水，浸泡30分钟，然后用小火煮40分钟。代茶饮，分次服用。

功效：清热降火，滋阴生津。

用法：视情况连服3天。

适用年龄：3岁以上孩子，对证、少量多次分服。蚕豆病患儿可服用。

注意：感冒、舌质淡、舌苔厚腻者不宜饮用。

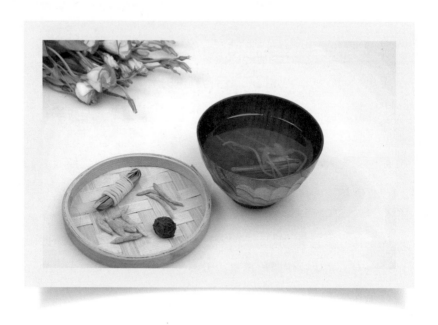

许教授叮嘱：

如果买不到灯心草，可以用5g淡竹叶代替。

同时，在这里需要提醒一下，有"地图舌"的阴虚孩子，如果拉"羊屎便"，尽量少吃辛辣、燥热、油腻、温补的食物，这些食物会加速阴液的消耗，加重阴虚的症状，如羊肉、牛肉、韭菜、辣椒、葱、姜、蒜等。

此外，充足的睡眠对补养阴液也十分重要，尤其暑假在家，不要让孩子太晚睡觉，熬夜是最伤津耗阴的行为。

第❽节

孩子瘦小不增重、病愈后补虚，就用滋阴补虚小面汤

孩子体虚、难养，瘦瘦小小，这是家长最担心的事之一。尤其是想给孩子进补，补虚却补不进；孩子好不容易长点肉，一旦感冒发热，或因为天气等原因食欲不振、精神稍微差点，孩子体重没过几天就立刻被"打回原形"。

尤其是，越是体虚的孩子，就越容易胃口不好、消化不良，遇上天气热、出汗多的时候，津液、阳气随汗而泻，久之损伤脾胃阴液，孩子还很容易虚火上炎。生病高热也会损耗孩子的阳气。孩子本来就阳气不足，这一流失，岂不是更虚？

孩子本身体虚瘦弱，病后更"虚"，所以，首先要从补脾胃之虚开始，想给孩子补阳气，滋养津液是不可少的，如此才能达到阴阳平衡。

推荐一道经典的"虚宝小补汤"——滋阴补虚小面汤，可以补充津液，兼顾呵护脾胃。尤其对于高热、大病初愈后体内津液匮乏的孩子，这道汤能

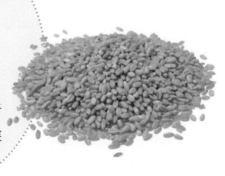

小麦

性味： 性凉，味甘。

归经： 归心、脾、肾经。

功效： 养心除烦，健脾益肾，除热止渴；还用于小儿夜啼、自汗盗汗、惊悸等症，对心肾烦乱、头眩健忘、多梦、夜寐不安等证也有不错的疗效。

及时补充身体流失的津液（避免阴虚内热），健脾补虚，调和身体平衡。

滋阴补虚小面汤的材料很简单，就是面粉和清水，成本亲民，做法便捷。

其中的面粉来自小麦。麦子积攒了全年的"气"，经过一整个冬季的敛藏，气机都收在根部，能形成比较充沛的"阳"。

小麦的药用历史首载于我国东汉《金匮要略》和南北朝梁代《本草经集注》，其各个部位都可入药，有小麦、浮小麦、麦芽、麦曲、麦麸、面粉，而且药性和功效都不相同。

《本草拾遗》记载："小麦面，补虚，实人肤体，厚肠胃，强气力"。《本草纲目》记载"新麦性热，陈麦平和"。

这道滋阴补虚小面汤，清淡、温润，宜濡养脾胃。即使不额外添加食药材，宝宝喝进嘴里，也能尝出农作物纯天然的淡淡甘甜。这个"甘"入脾胃，也是可以养胃的。

可见，小面汤之所以能补虚，是因为在食材的使用上做了恰到好处的减法，旨在减轻脾胃负担，让孩子的气机畅通运转，逐渐自我调整到健康状态。

滋阴补虚小面汤

材料： 面粉 30 ~ 50g。

做法：

① 搅面第 1 次：面粉中加入 40℃左右的温开水。注意不要一下全倒进去，要慢慢加——一边倒水，一边用筷子缓慢搅匀，让水和面初步融合；融合后，用筷子顺时针大力搅面半小时，一定要朝同一个方向搅。直到面团丝滑、细嫩、能用筷子挑起一大撮，又慢慢回落到碗中，才是合格的小面汤面团。

第一步的搅面很重要，也最考验功力，如果觉得麻烦，想省点时间，可以选择电动搅拌器。

②醒面：面碗中加水至高出面粉2cm，静置15 ~ 20分钟。

③搅面第 2 次：用筷子把醒好的面搅散，注意不要顺时针搅面，而是把筷子

插在面团中前后搅拌，搅拌20下左右，搅好的面呈浓稠的面糊状。

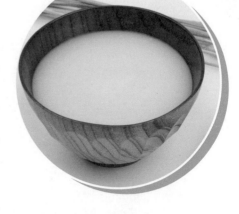

④煮面汤：锅内加约1200mL水，煮沸后，将面糊缓慢地倒入锅内，同时开始顺时针搅拌锅内面糊汤，搅拌速度越快越好。这时下锅的面糊稍微一搅就成丝状了。转小火，仍然顺时针搅拌面糊汤，至小面汤微黄后即可调味出锅。

功效： 健脾补虚，滋阴益气，润肠燥。

用法： 可作日常滋阴补虚食物常食。高热、大病初愈者可连喝3天。

适合年龄： 1岁以上孩子，对证、少量多次分服。蚕豆病患儿可服用。

用量： 健康宝宝或体虚宝宝1周不超过2次；便秘、需要润肠燥的宝宝1周不超过2次，可以配合其他生津食疗。

注意： 对小麦过敏的孩子不可服用。

许教授叮嘱：

小面汤最早流传于中原地区，用的是北方面粉，做出来的更香一些，南方面粉更细腻，做出来的更好消化，家长按需选择即可。

如果孩子虚寒体质明显，还可在小面汤中加适量红糖，做成甜面汤。

那么能不能用简单好做的面疙瘩汤代替小面汤？虽然二者原料是一样的，但小面汤里的面丝在汤里，像小银鱼一样若隐若现，很好消化；面疙瘩汤里的面疙瘩却是实实在在的面团，吃进肚子，虽然也能补充津液，但不算好消化，稍不注意吃多了，还可能引起积食。因此可作为日常食物给孩子吃，却不能取代小面汤。

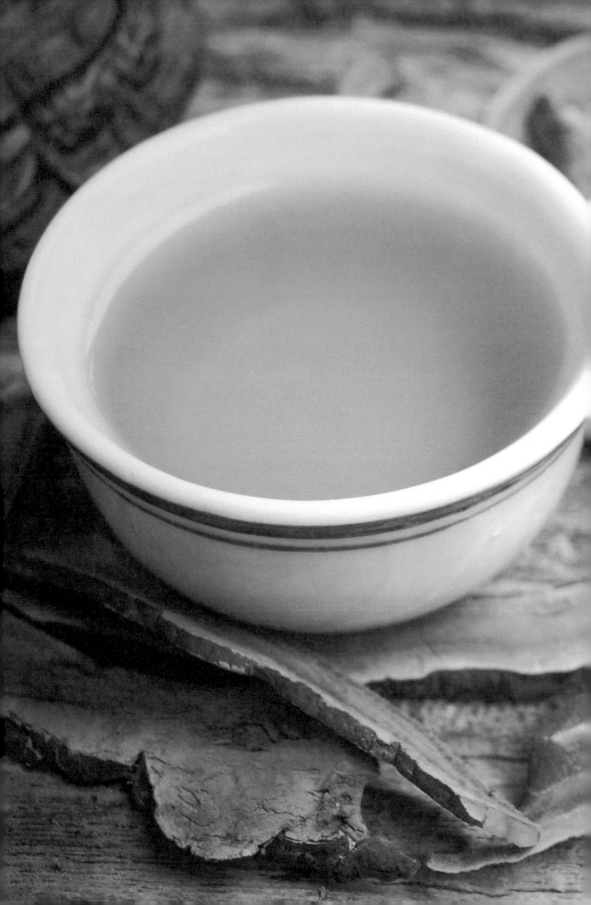

第八章

气机淤堵严重的体质，
气虚气郁质常用食疗方

发现孩子气虚严重，经常大口叹气，一定要重视对孩子身心的呵护，必要时带孩子去医院系统调理。这是气虚发展严重的体质——气虚气郁质的征兆，务必要重视！

"六月的天，孩子的脸。"这句话是指孩子的情绪如同多变的天气。孩子的心性不定，情绪容易起伏也是正常的。

越来越多的家长前来问诊，看的不仅是孩子的身体健康，更担心孩子的心理发展。"孩子总爱发脾气，不知道怎么应对处理！"如果孩子能够向家长发脾气，不闷在心里，其实还算是好事，但家长要学会正确引导的方法。

有些孩子脾气暴躁但郁结在心里很难疏解，于是终日闷闷不乐、生闷气。如果孩子长时间有这样的表现，家长就要注意了，孩子可能不是"性格不好"，而是形成了气郁体质。

儿童气郁质高发于课业压力较大的学龄期。此外，如果家庭氛围紧张、家庭成员之间关系不好、社交关系差等，也会导致孩子的体质往气郁质发展。在中医里，肝属木，像树一样生长，如果人总是情绪不佳又无处发泄的话，就会肝气不舒、郁结于胸，一口气堵着发不出来，五脏的运转就容易失去平衡，而身体为了让五脏恢复平衡，要努力呼出这口气，这种行为就是发脾气。

气虚兼夹气郁质的孩子，通常有这样的表现：

①性格内向，敏感多虑，神情抑郁，烦闷不乐，情绪不稳定，爱发脾气；

②舌淡红或偏红，舌面常见小红点，苔白或为草莓舌，舌尖细长，尖尖的像"小鸟舌"；

③长期睡眠不安、失眠；

④容易注意力不集中，患多动症、抽动症；

⑤容易患慢性咳嗽等呼吸道疾病或其他与过敏相关的呼吸系统疾病；

⑥容易腹痛，尤其是情绪紧张导致的神经性腹痛（肠易激综合征）。

经常生闷气的孩子，身体内的气机是不畅的，需要通过爆发肝气来获得平衡，可能会突然间大喊大叫、大哭大闹。这种发泄方式非常伤肝。而肝气过亢就会影响到脾，本就脾常不足的孩子，则更容易出现脾胃虚弱的情况，抵抗力下降，更容易生病了。

孩子出现上述表现3点或3点以上，气郁质其实就比较明显了，这是比较严重的问题，最好尽早去正规的三甲医院做进一步评测和调治。

气郁质的孩子，受到的最大伤害主要来自情志，它已经超出纯粹身体上的疾病，上升到情志，和家庭教育、情商培养、社会环境、学校教育、休息睡眠、课外兴趣培养等都有关系，需要得到高度重视。

通过食疗方来给气郁质的孩子疏肝、柔肝、去火，同时养阴，能起到一定的效果。本章我们也会学到多款专门呵护孩子肝木，调节孩子情志的食药材，避免孩子的体质往气郁质发展。

但必要时一定要带孩子就医，系统调理体质。此外，家长也要找到"病根"，对因调治。

第①节

孩子眼屎多、眼干痒、爱发脾气，就用菊花猪肝汤

孩子眼干、眼涩、眼屎多……排除炎症，一般从肝考虑。肝属木，与万物生发之春季最为相通。这时，要保证肝气条达，不能过亢。因为"肝开窍于目"，如果孩子的肝木过亢，肝火旺盛，会对其眼睛造成一定影响，导致眼屎黄、眼屎多、眼干涩，眼周起睑腺炎、易长口疮、大便偏干、小便偏黄赤，还爱发脾气、心烦气躁等。这类情况常常高发于春季。

此时，就要及时给孩子清肝火、疏肝气，及时干预。推荐这道清补的菊花猪肝汤，其中的猪肝养肝护肝、益气补血，能发挥不错的食疗功效，菊花可以清肝明目。

猪肝

性味： 性温，味甘、苦。

归经： 归脾、胃、肝经。

功效： 养肝明目，补气健脾。

猪肝因富含维生素A、维生素B、铁等营养元素，可以发挥补气养血、养肝明目等功效，主要用于增强人体免疫力、抗氧化、防衰老、延年益寿，是理想的补血佳品之一；还可预防眼睛干涩、疲劳，调节和改善贫血患者造血系统的生理功能。

名医张仲景认为"春不食肝"，怕助长了肝木在春季的生发之气。我们也可以用菊花等食物进行调和。

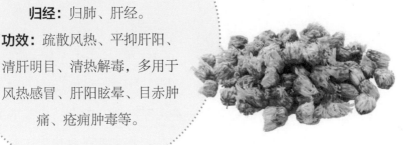

菊花

性味： 性微寒，味甘、苦。

归经： 归肺、肝经。

功效： 疏散风热、平抑肝阳、清肝明目、清热解毒，多用于风热感冒、肝阳眩晕、目赤肿痛、疮痈肿毒等。

菊花虽微寒，但不会特别寒，很适合用来做给孩子清热疏肝。家长也不用担心菊花太过寒凉，伤了孩子的脾胃。此外，菊花的搭配组合很多，可以灵活用于多种不同的情况，比如：搭配决明子、夏枯草，可以清肝明目；搭配枸杞子、熟地黄，可以滋补肝肾；搭配蝉蜕、桑叶，可以疏散风热；搭配薄荷、连翘、木蝴蝶，可以清热利咽。

菊花猪肝汤

材料： 猪肝100g，菊花12g。

做法： 菊花洗净，取花瓣。花瓣煮水5分钟，滤去花瓣，再放入猪肝煮15分钟，调味即可。

功效： 平肝明目，调理血脉。适合有视物模糊、眼干、眼痒喜揉、脾气大、眠不安、口渴、

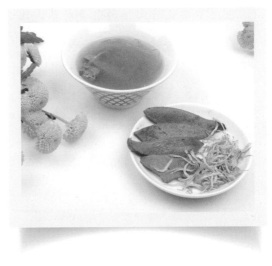

尿黄症状的孩子。

用法： 每周不超过 2 次。

适合年龄： 3 岁以上孩子，对证、少量多次食用。蚕豆病患儿可食用。

许教授叮嘱：

选择菊花时，杭菊或胎菊都是可以的，二者功效差不多，胎菊的甘味明显一点，苦涩味少一点，孩子更容易接受。白菊多用于平肝明目、清肝火；黄菊多用于疏散风热；而野菊花清热解毒的作用是最强的，但味道有些涩，孩子不一定喜欢。家长根据功效和用途选购即可。

购买时要如何选择菊花：

闻：未经熏硫的菊花，闻起来只有淡淡的清香，没有酸味或硫黄味。

捏：未经熏硫的菊花，质地相对松软、顺滑。

除了食疗护眼，还要经常提醒上网课的孩子科学、正确用眼，不要长时间接触电子屏幕。比如，3~5岁的孩子每天看电子产品累计不超过1小时，每15分钟休息一会儿。到了学龄期，孩子在读书学习时使用电子产品的话，应当每半小时就适当休息一下双眼，眺望远方或观赏绿色植物，注意眼睛与桌面的距离（一尺），还可以配合做眼保健操。

第❷节

孩子郁郁寡欢、情绪低落、叹气爱哭，就用四逆散

家庭是情绪共同体，家长在养娃的问题上总是表现得十分敏感、紧张，孩子一旦有点咳嗽、打几个喷嚏，家长就很慌，施以各种照顾，焦虑不已。其实，家长时刻如此紧张、焦虑，经常会把这种压抑的情绪传染给孩子。

除了家庭的原因，现在的孩子也被迫戴上各种"光环"，需要学会钢琴、篮球、书法、舞蹈、围棋、画画等技能，兴趣班不断，学习压力倍增，更易加重孩子抑郁的情绪。心理压力大的孩子，往往郁郁寡欢，经常低落叹气，且舌尖和舌边缘发红。

> 从中医角度看，人的焦虑、压力都和肝气郁滞有关。当孩子郁郁寡欢、低落叹气或稍不如意就大发脾气，尖叫狂喊、哭闹时，或多愁善感时，往往提示其肝木不舒、肝气郁结，还容易影响脾土运化，出现积食。两者是相互影响的。因此，关注孩子健康，不能仅仅看孩子消化功能好不好、有没有生病，家长保持心理健康，为孩子做好情志呵护同样重要。

另外，如果孩子"善太息"（经常深吸气后叹一口气），其实是身体在"自救"，一方面，孩子需要时不时深呼吸，促使体内气机运转起来；另一方面，孩子气虚严重，需要常常叹气来帮助郁气疏泄。

所幸，在生活中，完全气郁质的孩子不算多见。如发现孩子情绪不好、常常有叹气，气机不畅有一段时间了，就要及时调理，避免孩子真正发展成气郁质。

对于这类孩子，调理重点在疏肝理脾、透邪解郁，这道经典疏肝方——四逆散再合适不过了。

方中加入了充满生发之气的柴胡，味辛、苦，性微寒，归肝、胆经，有和解表里、疏肝升阳、理气的功效，有助于冲破稍稍停滞郁结的肝气；其中的白芍味酸、苦，性微寒，归肝、脾经，擅长敛阴柔肝、平抑肝阳、缓急止痛；枳实擅长行气破气，散结肝郁。

四逆散

材料： 柴胡 6g，白芍 6g，枳实 3g，甘草 3g。

做法： 材料下锅，加约 400mL 水，大火烧开后转小火煎至约 80mL 即可。

功效： 疏肝理脾，透邪解郁。

用法： 每周不超过 2 次，每次 1 小碗。

适合年龄： 3 岁以上孩子，对证、少量多次分服。蚕豆病患儿可服用。

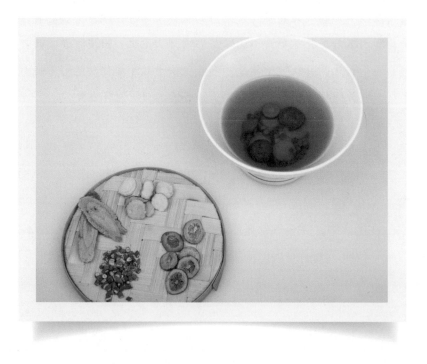

许教授叮嘱：

如孩子肝郁严重到影响脾胃运化，出现少食厌食、积食、舌苔厚的情况时，可以加入10g麦芽、2g陈皮、3g山楂帮助孩子消除积食。

日常饮食中，可以用白芍、郁金、佛手等食药材做食疗，还可用枸杞、乌梅、柠檬、陈皮等做茶饮，辅助疏肝理气；茼蒿、芽菜、荠菜、黄花菜、海带、萝卜、金橘等食物具有理气解郁、调理脾胃的功能，都可以适当食用。

其实，除了食疗方，家庭氛围好、情志呵护得当的孩子，体内气机通畅，相对来说发展成气郁质的概率更小。营造良好的家庭氛围，并合理服用一些有疏肝解郁、清热下火、宁心安神等功效的食疗方，如沁芳宁颗粒就是不错的选择，也是让孩子远离气郁质的好方法。

同时，也请家长多陪伴孩子，多与孩子沟通，多倾听孩子内心的想法，这对于疏解孩子的情绪及压力很重要。针对偏内向的孩子，要积极调动其情绪，引导孩子自我表达；如果孩子偏好动，总玩得太疯，则要适度控制，以免其心神涣散，损耗阳气。

记住：父母近距离的陪伴就是对孩子最好的早教。

第**3**节

孩子抽动不安，注意力差、爱尖叫，就用甘麦大枣核桃煲猪心

孩子频繁地挤眼耸肩、注意力不集中、上课总分心、爱尖叫乱吼，就诊后医生开了一些抑制神经兴奋的药物，很多家长因惧怕药物的副作用大而不敢给孩子吃。孩子到底怎么了？

其实，孩子长期如此，很可能患了抽动症。

抽动症常见特征：

① 抽动表现：动作反复、短促、不规律，如无法自控地挤眼睛、抽鼻子、噘嘴、耸肩、甩手、踢腿、腹部抽动等。

② 怪言怪语：如"嗯嗯"地清嗓子声、"吭吭"声、尖叫、吼叫，甚至骂脏话。

③ 注意力不集中：做事情总是分心、神游天外，叫之无应答反应或反应慢。

④ 逆反情绪较甚：经常发小脾气、爱哭闹，甚至故意反抗家长。

抽动症又叫作抽动秽语综合征，就是一种以肢体性抽动和发声性抽动为特征的慢性神经精神疾病，一般在3~15岁之间发病。男孩患病的概率比女孩略高。

中医认为，抽动症往往被认为与风、痰以及肝经有关。肝木亢盛、肝风容易乱窜的春天，也是小儿抽动症的高发期。这时，孩子的体质往往表现为

土虚木亢，也就是脾胃过于虚弱，以致肝木亢进、肝风内动，就会引起身体肌肉、四肢不受控地抽动。

除了上面提及的肝风，其实肝郁气滞也是小儿抽动症的常见病因之一。孩子平时心理压力大，心中郁结之气难解，没有及时疏导，久之就会堵塞脉络，导致气血凝结，"筋脉驰纵"（抽动）；还容易肝郁化火，使得筋脉失去濡养而抽动。

小儿抽动症的治疗相对复杂，我一般不建议家长自行调理孩子的抽动症，一旦发现，尽早就医治疗才是关键，以免错过最佳治疗时机。尽早确诊、尽早用药治疗，对孩子效果好。同时，可运用中医食疗调理根本体质，尤其适用于小儿抽动症早期，能起到不错的效果。

在此推荐这道甘麦大枣核桃煲猪心，能宁心安神、健脾补肾，同时疏解肝气，有利于安抚孩子焦躁的情绪。其中，浮小麦具有养心、安神、益气的功效，还可以除烦、助消化；选用的甘草擅长补中益气、健补脾胃；大枣可以加强补益心脾的作用；核桃仁能够补肾益肺、补脑安神；猪心入心经，尤善养血补心。这些食药材合用，对抽动症小儿的调理"很友好"。

甘麦大枣核桃煲猪心

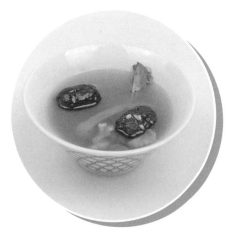

材料： 浮小麦 10g，甘草 3g，去核大枣 3 个，核桃仁 15g，猪心 1 个。

做法： 猪心洗净焯水，切块；与其他食材一同加入锅中，加约 5 碗水，文火煲 1 小时即可调味食用。

功效： 宁心安神，健脾补肾，缓解小儿多动症。

用法： 每周 1 ~ 2 次，每次约 80mL。

适合年龄： 3 岁以上宝宝消化功能正常时辨证服用。

许教授叮嘱：

这道食疗重在安神、健脾，改善抽动症状。如果孩子情绪问题明显，注意力很差，脾气很大，可以适当加用佛手、玫瑰花、柴胡、陈皮等疏肝理气的食药材。

另外，推荐从孩子每天的食谱清单中去掉过于滋腻、辛辣、油腻、重口味的食物，多吃清淡、绿色的蔬菜，以免肝火上炎，引起肝风抽搐；还可以适当补充富含维生素C的水果来养肝护肝。

此外，孩子过早、过多地接触电子产品也可能诱发抽动症。因为电子屏幕上的闪光、快速的场景转换、过于刺激的情节画面等，都可能造成孩子头晕、有恶心感、眼部肌肉抽搐，甚至引发癫痫。对此，我想再次强调，希望家长给予孩子有效的、高质量的亲子陪伴，而不是用电子产品代替。

和谐、有爱的家庭氛围也很重要。孩子长期在家庭不良情绪的刺激下生活，抗压性差，负能量累积，这些都容易引发抽动症。对此，建议家长多给孩子表达爱，让孩子在有爱的氛围中缓解压力，疏解积累的负面情绪。

第❹节

孩子肝火旺，睡眠差、脾气大，就用石斛白芍瘦肉汤

孩子脾气差、大骂大叫，经常哭闹，还动不动就扔东西，夜晚睡不好、翻来覆去，耐性好一点的家长会施以各种呵护，生怕孩子气坏了，而耐性差一点的家长立马用鸡毛掸子"伺候"，甚至朝孩子吼叫。

但家长们需要注意，脾气差、经常哭闹、睡眠差的孩子，往往需要从他的肝找原因。中医认为，"肝在志为怒，在液为泪"，尤其是气虚夹杂气郁的孩子，用打闹的方式来宣泄情绪，其实是在为释放自己的肝郁找途径，以减轻身体不适。

长期肝郁的孩子，比较难控制自己的情绪，表现任性，家长如调护不合理，一味压抑孩子的情绪，反而会让其肝郁加重，使其肝气一直处于亢奋的状态，久之化热成肝火。肝郁化火后，孩子稍不注意就会虚火上炎，灼伤阴液，引起一系列阴虚内热的症状，如手足心热、失眠、便秘、咽痛、口舌生疮等。

因此，对于肝郁的孩子，我一般会推荐从本质上疏肝解郁、滋阴清火。白芍这个药材因为有平肝柔肝的功效，备受认可。另外，白芍重在柔肝，滋阴的功效没有石斛、麦冬那么强，如果气郁的孩子偏阴虚，那这道石斛白芍瘦肉汤就可以用上了。

白芍

性味： 性微寒，味苦、酸。

归经： 归肝、脾经。

功效： 敛阴止汗，补养气血，平抑肝阳，柔肝止痛。

　　白芍是芍药科芍药属植物芍药的根，是一味疏肝的良药。白芍的特点在于酸能收敛、苦凉泻热，而有补血敛阴、柔肝止痛、平肝之功。

　　很多传统的疏肝和解方中都有白芍，如四逆散、逍遥散、柴胡疏肝散、大柴胡汤等。这几个方药都采用了柴胡与白芍，用白芍来协助柴胡疏肝和解。

　　在下面这道石斛白芍瘦肉汤中，白芍可以发挥收敛的特性，抑制亢奋的肝木，将孩子体内失控的气血收敛归位。同时，白芍性微寒，能适当收敛上浮的虚火，补益气血，使得整个方药不至于太过温补。

石斛白芍瘦肉汤

材料： 石斛 5g，白芍 6g，去核红枣 2 枚，猪瘦肉 50g。

做法： 材料下锅，加约 1000mL 水，大火烧开后转小火煲 40 分钟即可。

功效： 清热生津，补虚养血，适用于调理阴虚地图舌、肝火旺、脾气差、睡眠差的孩子。

用法： 每周 1 ~ 2 次，每次 1 小碗。

适合年龄： 3 岁以上孩子，对证、少量多次分服。蚕豆病患儿可服用。

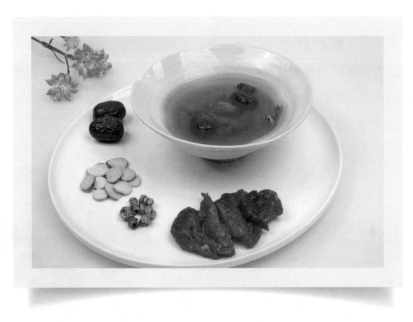

许教授叮嘱：

虽然白芍的药用价值很不错，但是服用白芍也会有一定的宜忌人群，它属于性微寒的中药材，如果孩子存在虚寒腹痛、泄泻、手足冰冷、面色青白等问题，或者存在小儿麻疹等皮肤病，就不适用。服用中药藜芦时也不可用。

方中的石斛，滋阴、生津、益胃的效果不错，利于补充阴液，辅助白芍疏肝平肝。当然，可以用百合、玉竹、麦冬等滋阴食材替代，都可以搭配成不同组合。

如果孩子肝郁化火明显，需要着重平肝清肝，则可以变化做成清香的芍菊饮。做法简单、易上手：

取白芍8g下锅，加约600mL水，大火烧开后转小火煲5分钟，放入枸杞5g再煮5分钟，最后放入3g菊花，稍微盖盖焖5分钟即可，2岁以上，阴虚、虚火上炎者可视情况连饮2~3天；日常保健时每周1次。

最后教大家如何选品质好的白芍：

好的白芍表面呈粉白色或淡红棕色，没有花麻点，也没有破裂口，横切面、断层处为灰白色或者稍带点棕色；根部质比较坚实，有重量，不容易被折断；闻之没有明显气味，味道稍微有点苦而且酸。

有的白芍会有明显的纵皱及须根痕，但不会很多，这也是好品相的表现。

第⑤节

孩子厌食、胸闷气阻、精神不振，就用冰糖佛手饮

孩子遇到开心的事就大笑，遇到不开心的事就用哭闹来直接发泄，这是最正常不过的情绪了。但如果孩子长期存在于压抑的家庭氛围中，大吼大叫、被学业压身、被兴趣班困身，久而久之，负面的情绪便如洪水来袭，压得孩子肝气郁结，神情抑郁、烦闷不乐，胸闷气阻如喘不过气，没有食欲甚至厌食了。在儿科门诊，因压力大、焦虑抑郁、厌食而就诊的孩子越来越多，可见这种成人常见的气郁质，逐渐呈现低龄化的趋势。

肝主情志，肝气畅达，则全身气机条畅，气血运行通畅。气虚的孩子多发展成夹杂气郁质，因此调理重点可以放在疏肝气、调气血上。建议家长及早给孩子进行情志方面的呵护调节，同时辅以疏肝理气的食疗——冰糖佛手饮。其中，清香理气的佛手就有很好的效果，重在辛香行散、疏肝解郁。

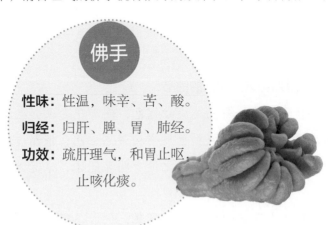

佛手

性味： 性温，味辛、苦、酸。

归经： 归肝、脾、胃、肺经。

功效： 疏肝理气，和胃止呕，
止咳化痰。

《本草从新》记载，佛手"理上焦之气而止呕，进中州之食而健脾"。《本经逢原》记载，佛手"专破滞气，治痢下后重，取陈年者用之"。《本草再新》记载，佛手"治气疏肝，和胃化痰，破积"。

佛手气味清香，虽然偏温，却无燥烈之弊，整体来说比较平和，并不像一些理气药那样有明显的破气、损气等"副作用"，比较适合作为日常健胃、行气、消滞之用，但煲汤喝其口感欠佳。

用佛手前要注意3点：

① 佛手性温，有热证的孩子暂时不适合用佛手；

② 再温和的理气药都会行气耗气，使用佛手量不宜过多；

③ 气虚严重者应在医生指导下，搭配补气的中药一同使用佛手及类似的理气药。

此外，佛手分为新鲜品和干品，干品的药用价值更高。但一般来说，给孩子日常理气食疗，用新鲜佛手也是可以的。

需要注意的是，佛手味道比较苦，用来煲汤、泡茶，孩子可能会有点抗拒。而孩子最能接受的食疗，就是佛手搭配冰糖，给孩子做成冰糖佛手，日常用来泡水。

冰糖佛手饮

材料： 新鲜佛手2～3个，冰糖15～80g。

做法： 佛手洗净、切细丝，盐水浸泡5分钟，放入冰糖后搅拌均匀，盖上盖冷藏腌制半天，取出入锅，再加适量冰糖，小火慢熬1小时左右，其间不时搅拌，至成果泥状即可，晾温装入消毒清洁好的瓶子，保质期约1个月。

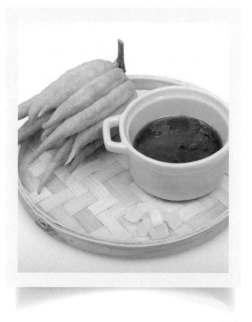

功效： 疏肝理气，润肺化痰。

用法： 日常保健取果泥冲水饮用，每周不超过 3 次。

适合年龄： 2 岁以上孩子对证、少量多次分服。蚕豆病患儿可服用。

许教授叮嘱：

要注意，中药的佛手与市面上的佛手瓜不是同一品种。中药佛手是为芸香科植物佛手的干燥果实，通常作为中药材进行服用；而佛手瓜是葫芦科植物佛手瓜的果实，分为绿皮佛手瓜或白皮佛手瓜，含有大量水分、糖分、粗蛋白、粗纤维、维生素和矿物质，吃起来清脆多汁、甜美可口，通常作为蔬菜或水果食用。

选购优质的佛手，可以参考这几点：正品的佛手气香，味微甜后苦；伪品气微，味微甜。选购时以果大、绿皮白肉、香气浓厚者为佳。佛手宜置于阴凉干燥处，防霉防蛀。

除了这款茶饮，家长平时也可以变化着做给孩子喝，例如疏肝解郁的佛手玫瑰花茶、行气化痰的佛手半夏茶、理气燥湿的佛手陈皮茶、行气消食的佛手山楂茶等；同样，每周饮用类似功效的茶饮疏肝理气，不宜超过3次。

第❻节

孩子虚火旺，低热、夜烦睡不好，就用乌梅冰糖饮

前面我们学习了肝木与情志的关系。孩子有情志方面的问题，建议从肝木的调理入手。上述肝气郁结，容易化火伤阴的孩子，就可以用乌梅冰糖饮调理，日常也要多饮用温水、粥食滋阴生津。

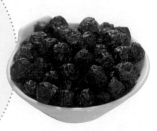

乌梅

性味： 性平、偏温，味酸。

归经： 归肝、脾、肺、大肠经。

功效： 有敛肺、涩肠、生津、安蛔等功效，能治久咳，主下气、除热、烦满。

青梅低温烘干后闷至变黑，就成了乌梅。相较于青梅、黄梅，乌梅的药用价值更高，因其药性平和，更适合孩子的体质特点，临床儿科中常用它搭配其他药材做成食疗方。

中医讲究"酸甘化阴"。乌梅主收敛，酸能入肝化阴，可以滋阴生津，这是乌梅天然的性味带来的食疗优势。

乌梅在养生保健食疗中的运用很多。古代医典中，乌梅白糖饮和乌梅三豆饮作为经典食疗方，能治疗温病虚证。《本草经疏》中是这样描述乌梅的："乌梅味酸，能敛浮热，能吸气归元，故主下气，除热烦满及安心也。"《本草拾遗》记载，乌梅"去痰，主疟瘴，止渴调中，除冷热痢，止

吐逆"。

我常推荐下面这道乌梅冰糖饮给各位家长，它便是由"乌梅白糖汤"古方化裁而来，烹煮起来更方便些，而且口感酸酸甜甜，孩子十分爱喝，无论是滋阴降火，还是日常保健用，都能取得非常不错的食疗功效。

以下情况，都可以立即给孩子用乌梅冰糖饮调理：

- 苔红少津，有虚火时；
- 苔红少津，嗓子不舒服、有干咳时；
- 苔红少津，延绵发低烧时；
- 头面部有热气，口疮、睑腺炎时；
- 口唇、脸蛋发红，手足心热时；
- 口唇、脸蛋红，烦躁、爱发脾气时。

孩子突然觉得喉咙不舒服，即将"热气上火""喉咙发炎"，不少家长尝试一碗乌梅冰糖给孩子饮下，能立刻压制这股"邪火"。

乌梅冰糖饮

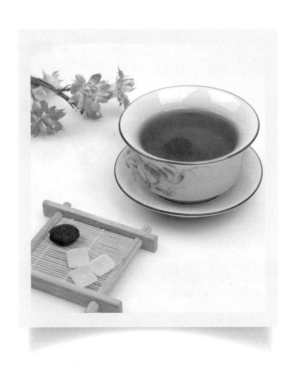

材料： 乌梅1枚，冰糖约5g。

做法： 乌梅下锅，加适量水，大火煮15分钟即可加冰糖调味，分次服用。

功效： 健脾生津，理气护肝。

用法： 每周不超过3次，每次1小碗。

适合年龄： 2岁以上孩子，对证、少量多次分服。蚕豆病患儿可服用。

许教授叮嘱：

不少家长在乌梅的选择上有误会。记住，所有食疗方中用的乌梅，不可用超市中购买的零食乌梅、话梅代替。只有在药店中购买的药用乌梅，才有药用效果。

可以这样挑选乌梅：

① 好的药用乌梅，颜色并不是纯黑色的，而是较深的棕褐色。

② 正品药用乌梅的表面几乎没有光泽，带光泽感的乌梅肯定添加了其他杂质。

③ 正品药用乌梅表面很干瘪，有不规则的皱纹。如果看起来果肉比较饱满，表面皱纹比较均匀，手感较重，很可能是用硫黄熏制乌梅。

④ 乌梅酸味越浓郁，其药用效果越好。

⑤ 正品药用乌梅闻着有明显的药香味，染色的假冒乌梅几乎闻不到药香味。

乌梅冰糖饮适合孩子有热证征兆或明显热证时使用。如果日常生津保健、除夏季烦热，有一道比乌梅冰糖饮更好喝的小儿酸梅汤：取乌梅1枚、麦冬5g、陈皮1g，加600mL水，大火烧开后转小火煮30分钟，加少量冰糖调味即可，每周饮用不超过3次，2岁以上孩子普遍适合，是夏日受孩子欢迎且有保健功效的饮品。